Der Maulwurf
und die Medizin

Idee und Illustrationen von
Zdenek Miler

Text von Ivana Beil

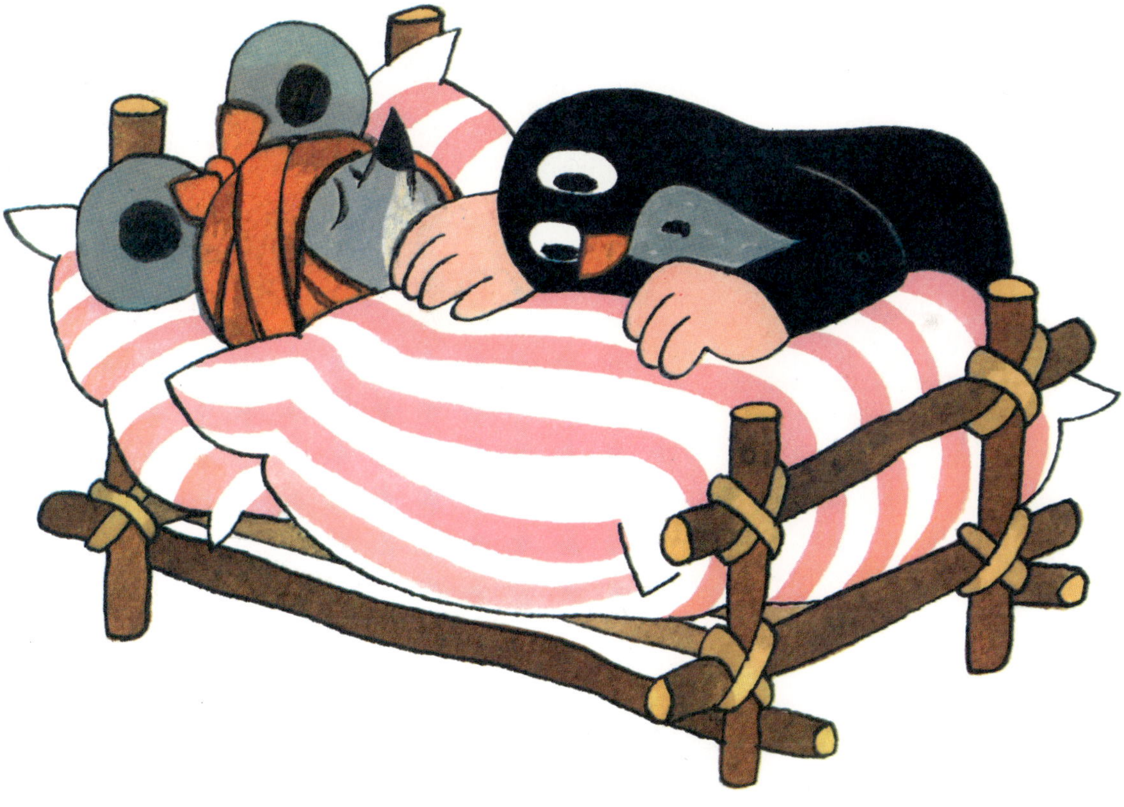

Jeden Morgen weckt der Maulwurf die Maus.
„Hallo! Hallooo!" ruft er.

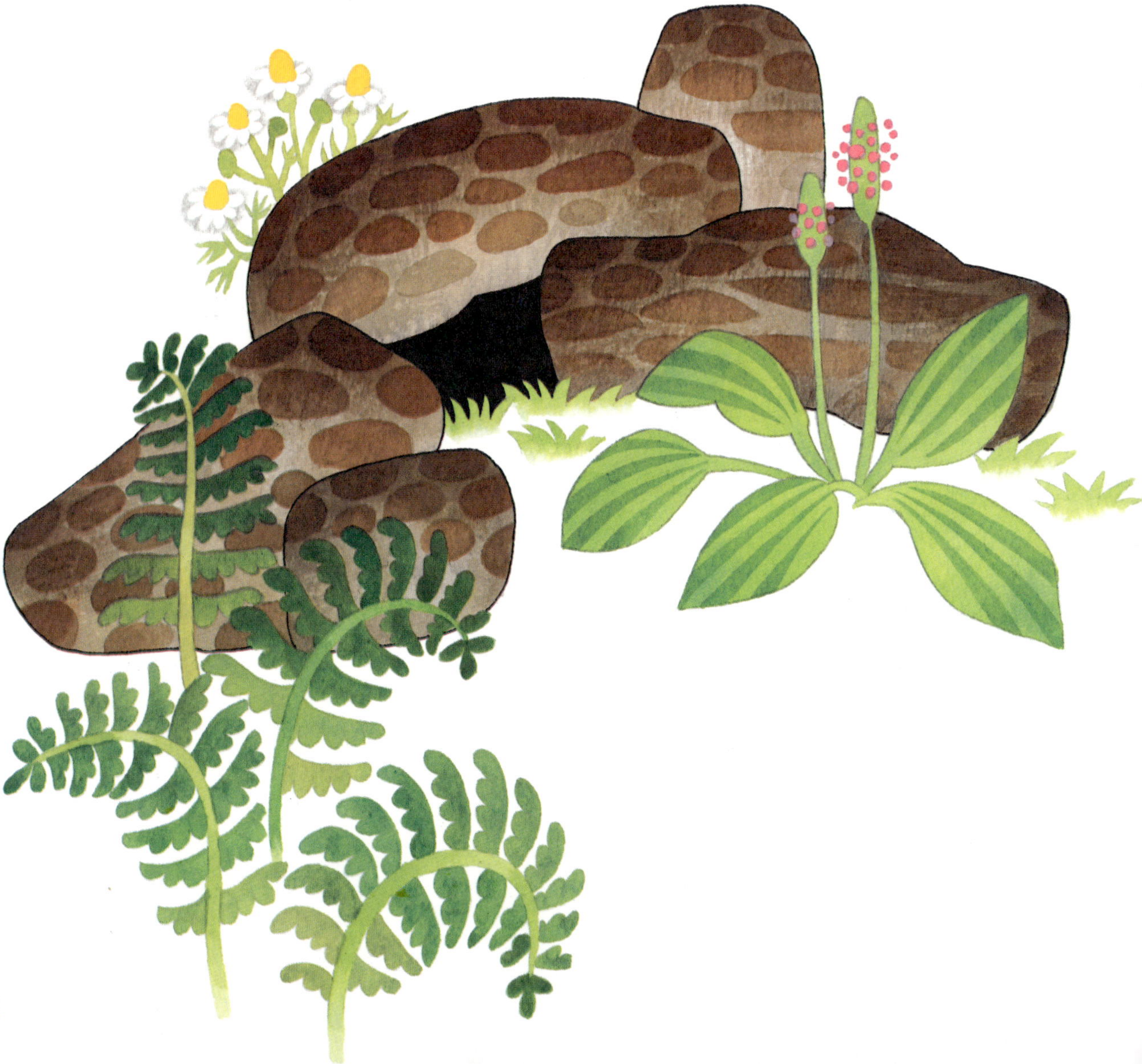

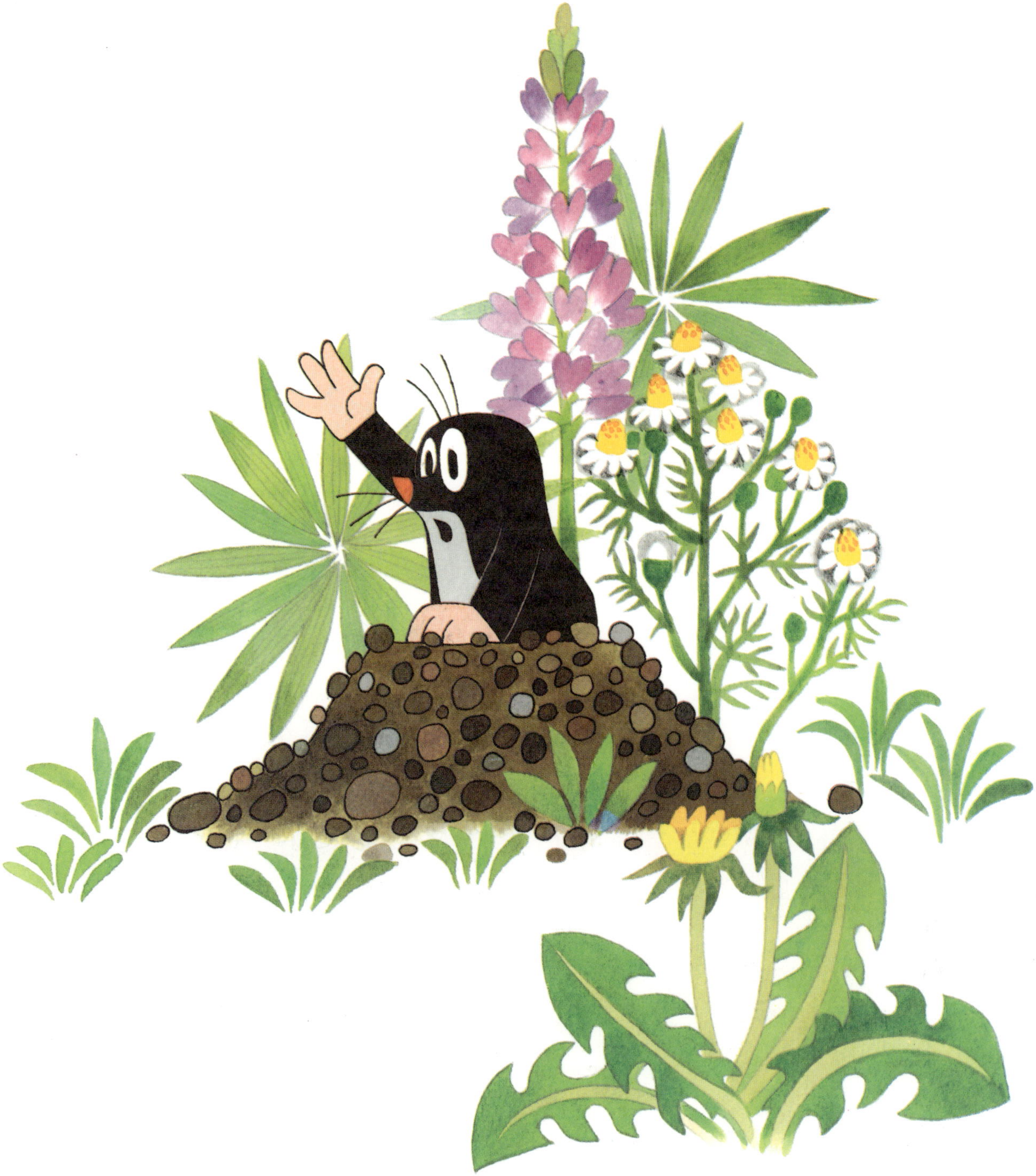

So sehr er heute auch ruft: Im Mauseloch
bleibt es still.
Da muß der Maulwurf nachsehen.

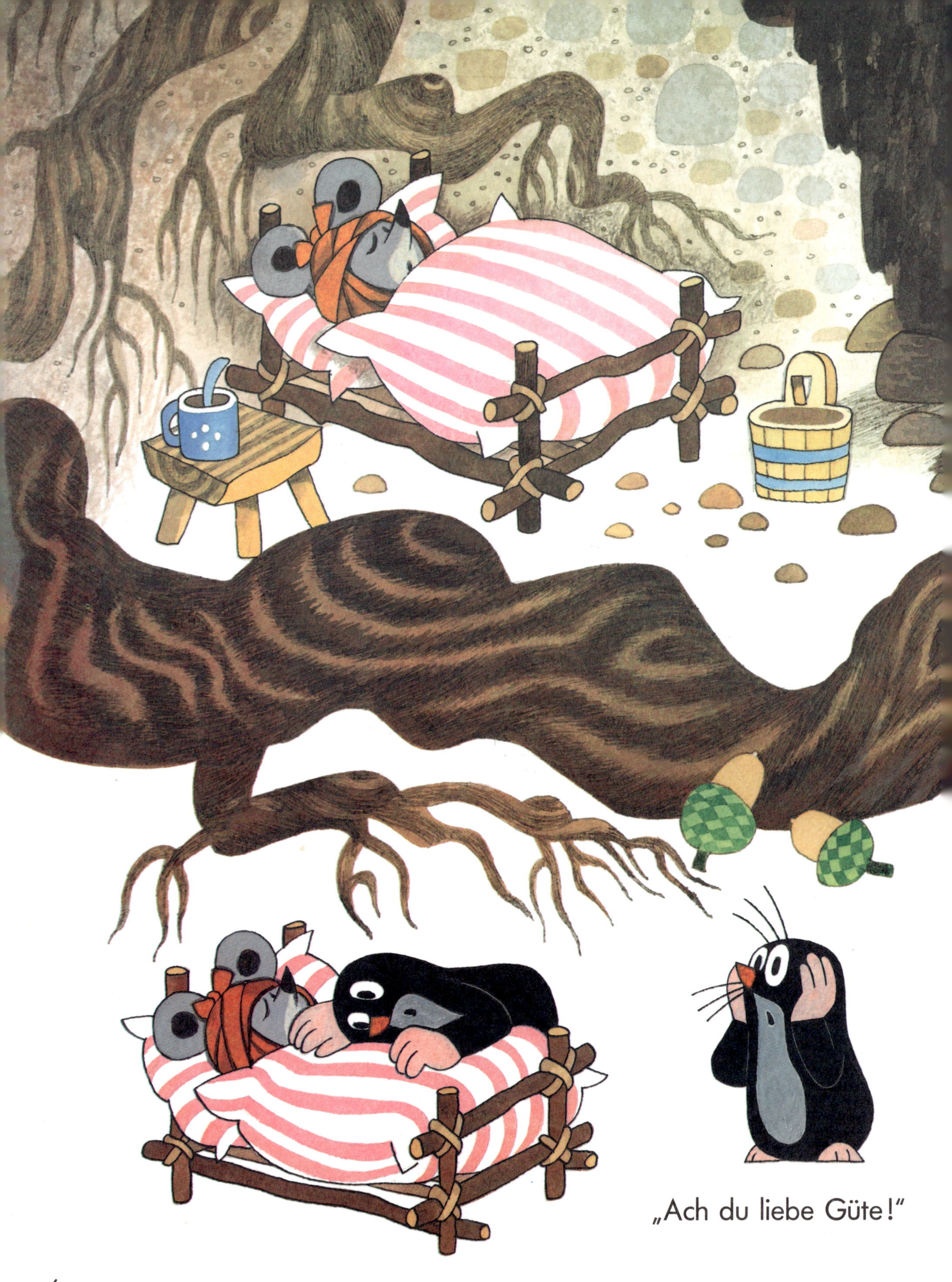

„Ach du liebe Güte!"

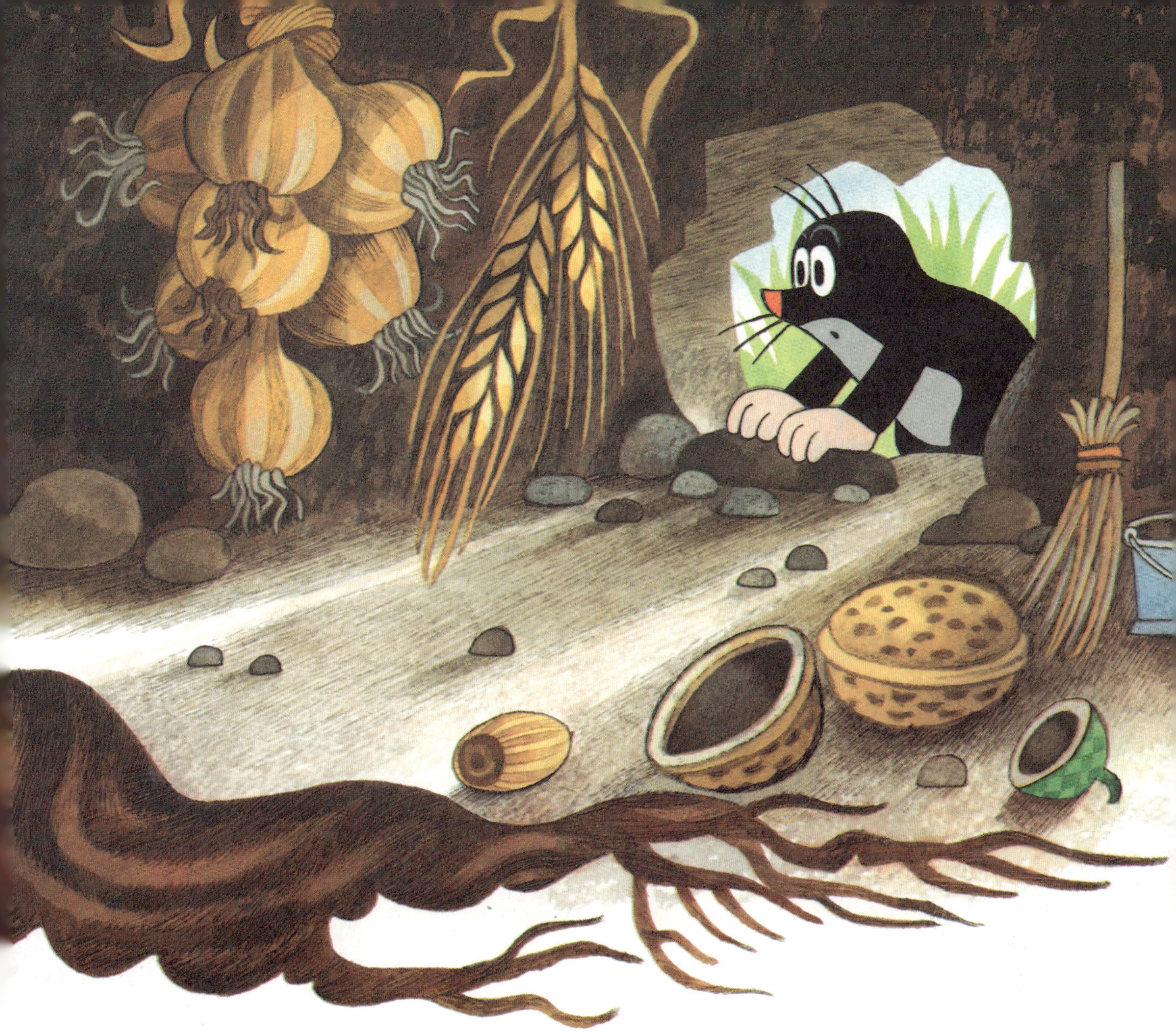

Der Maulwurf traut seinen Augen nicht.
Die Maus ist krank geworden!

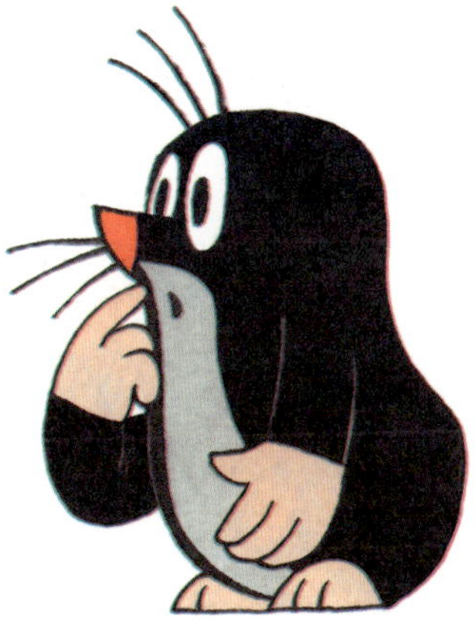

„Was mach ich nur?"

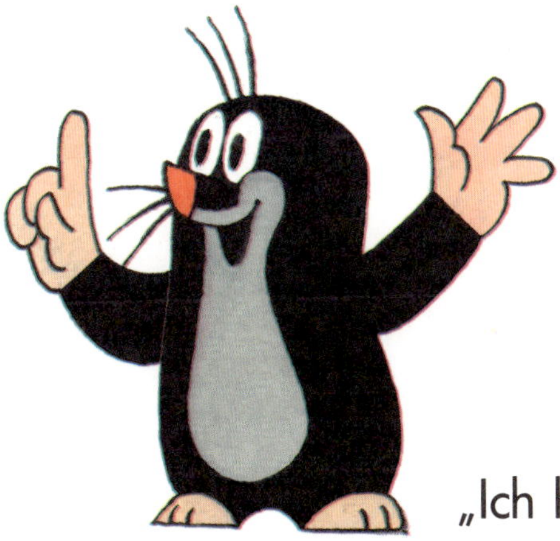

„Ich hab's!"

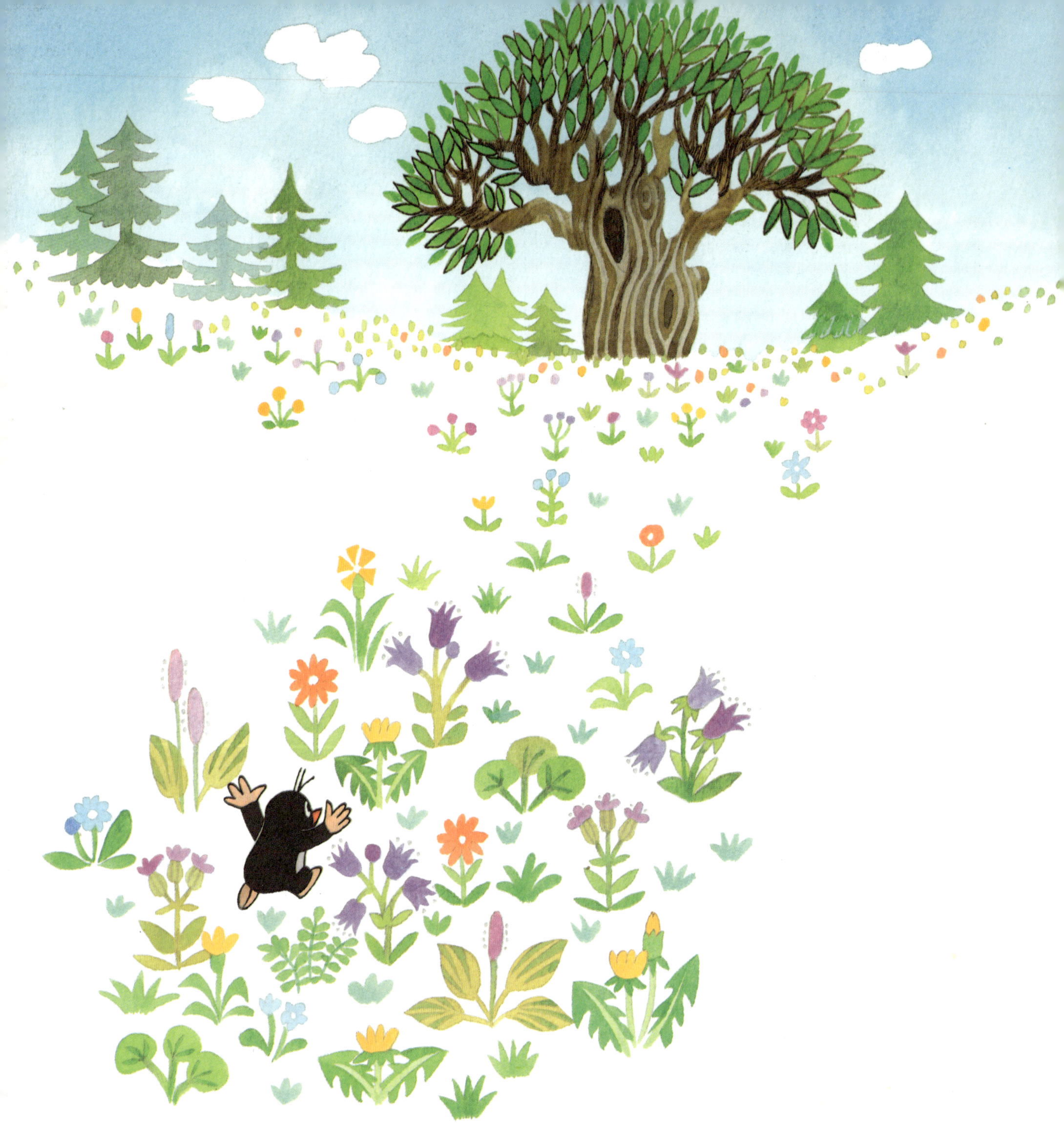

Der Maulwurf läuft zur alten Eiche.
Dort wohnt die kluge Eule. Sie weiß bestimmt Rat.

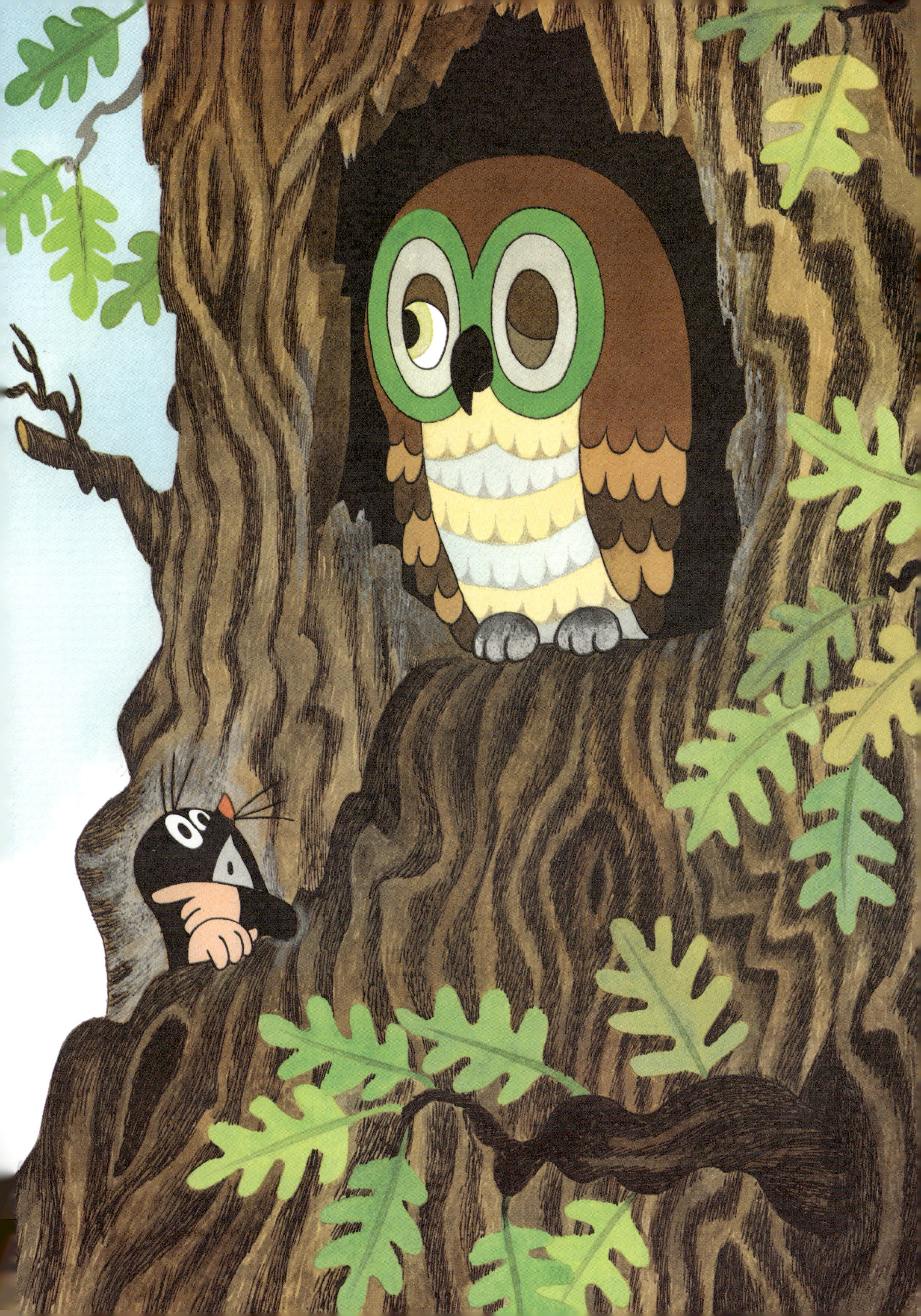

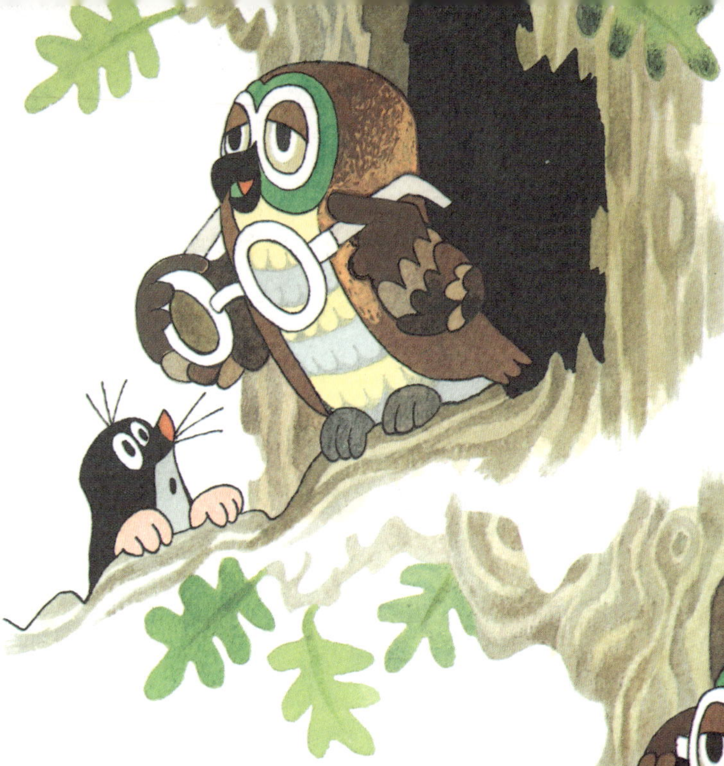

„Nicht so hastig, kleiner Maulwurf!“

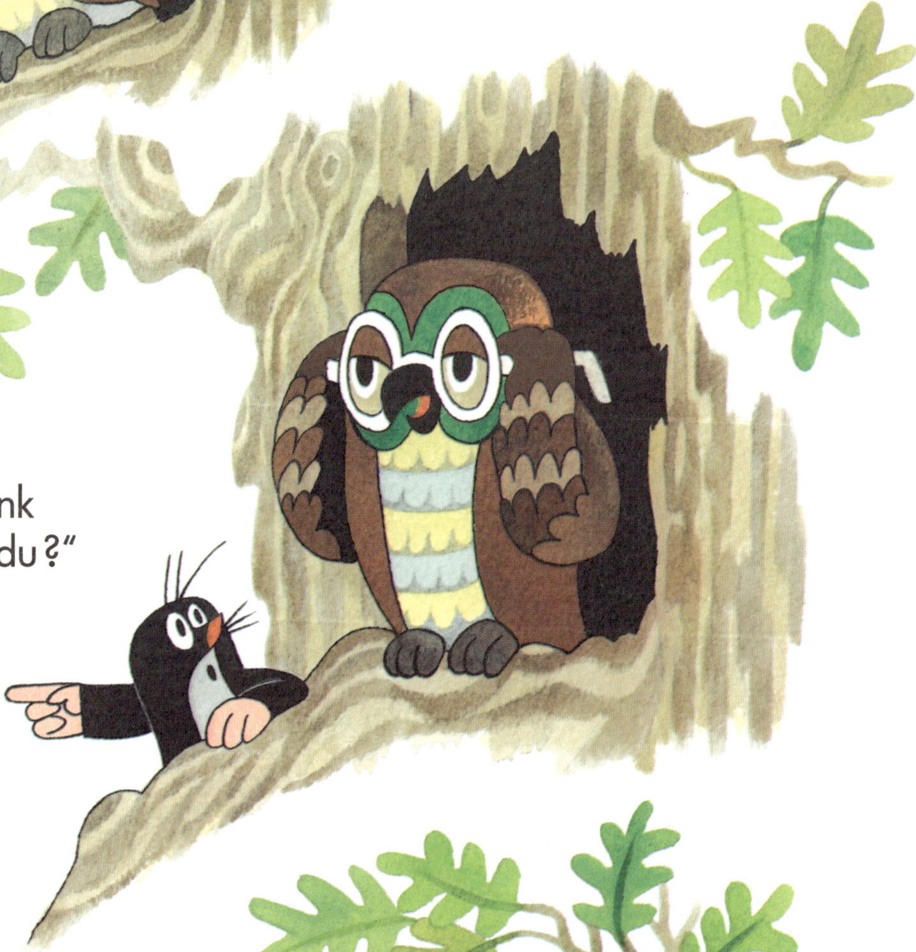

„Die Maus ist krank geworden, sagst du?“

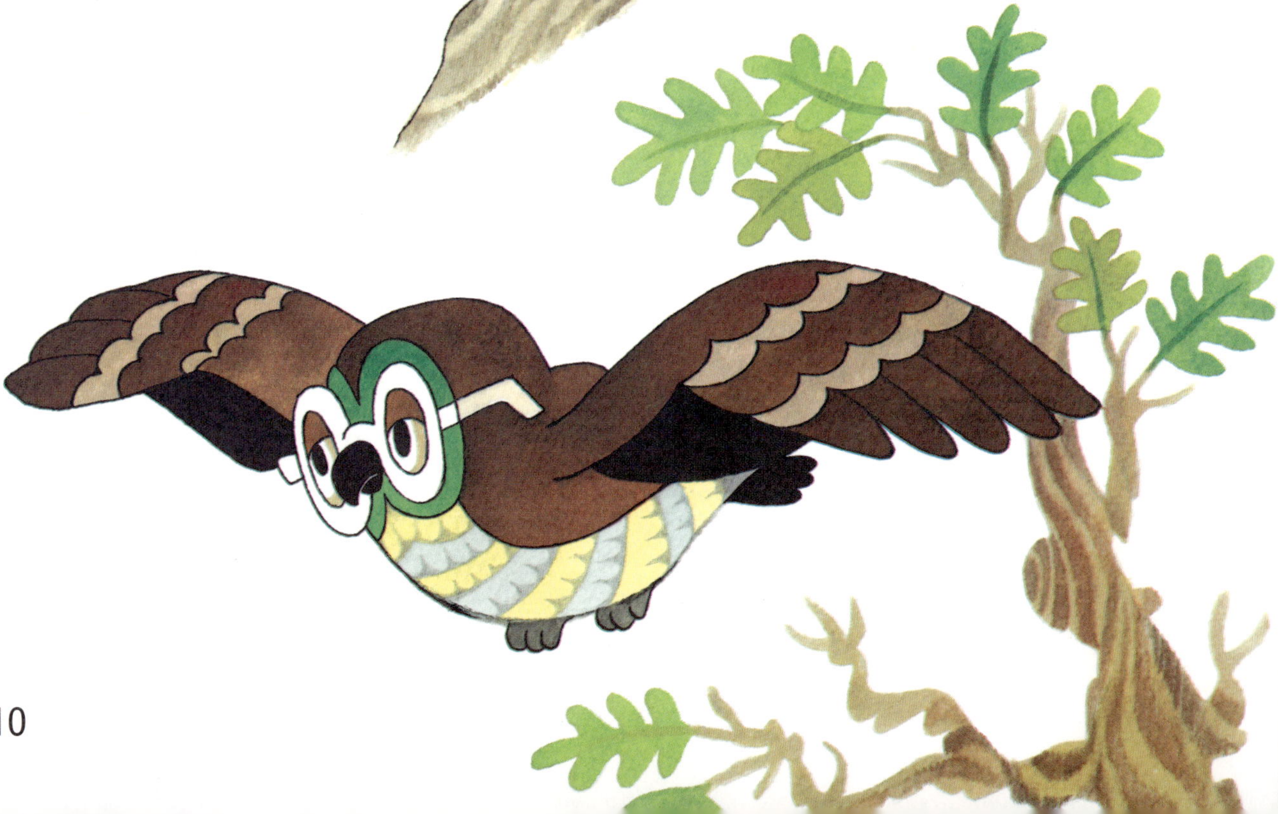

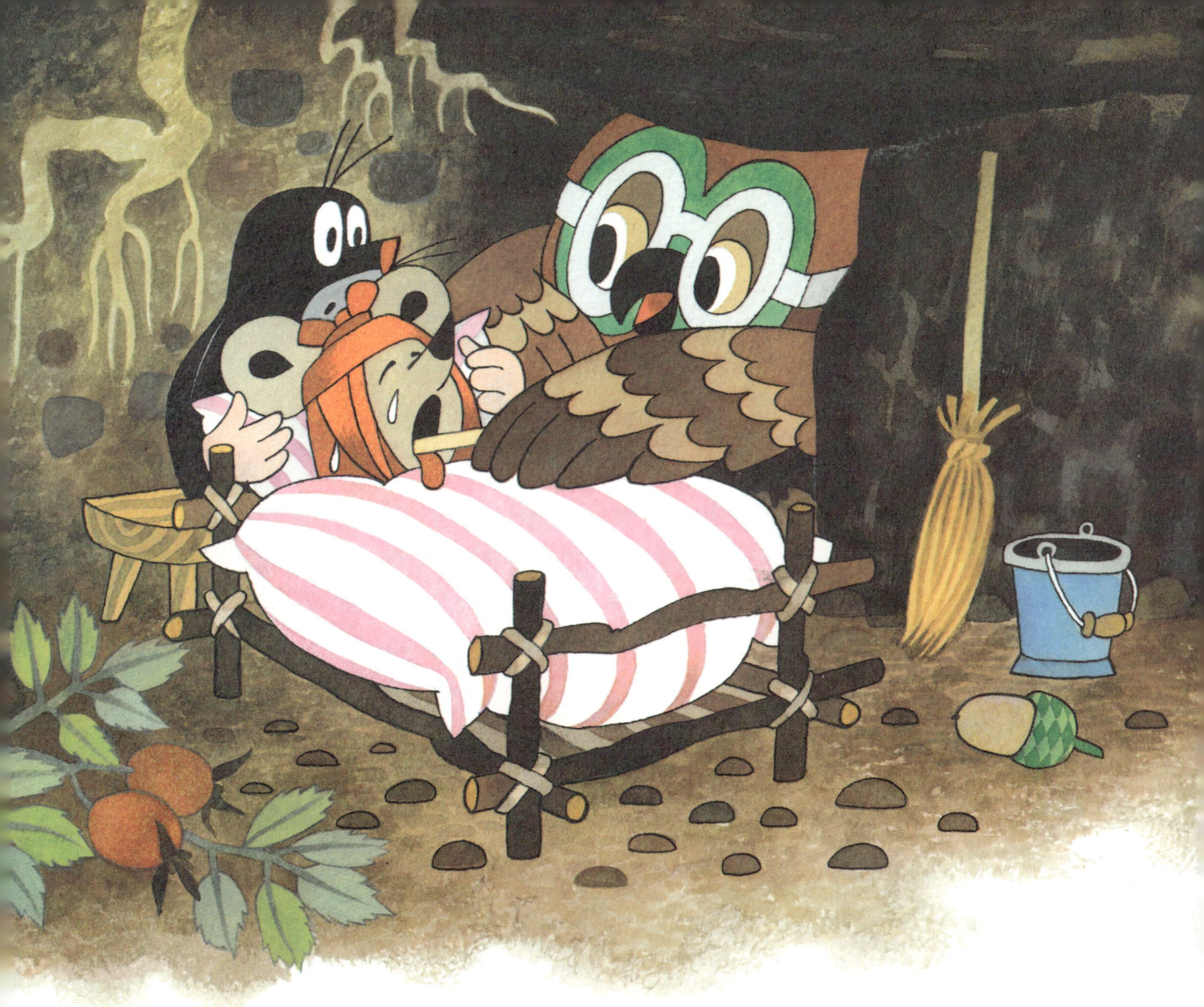

„Hmm, das sieht bös aus.
Aber keine Angst, wir
werden schon die richtige
Medizin finden."

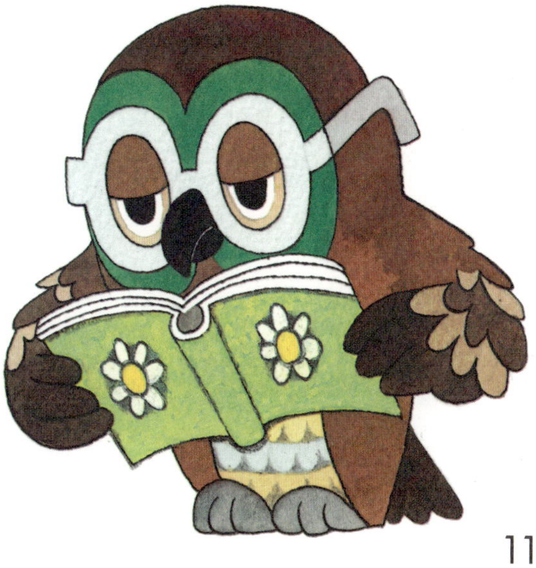

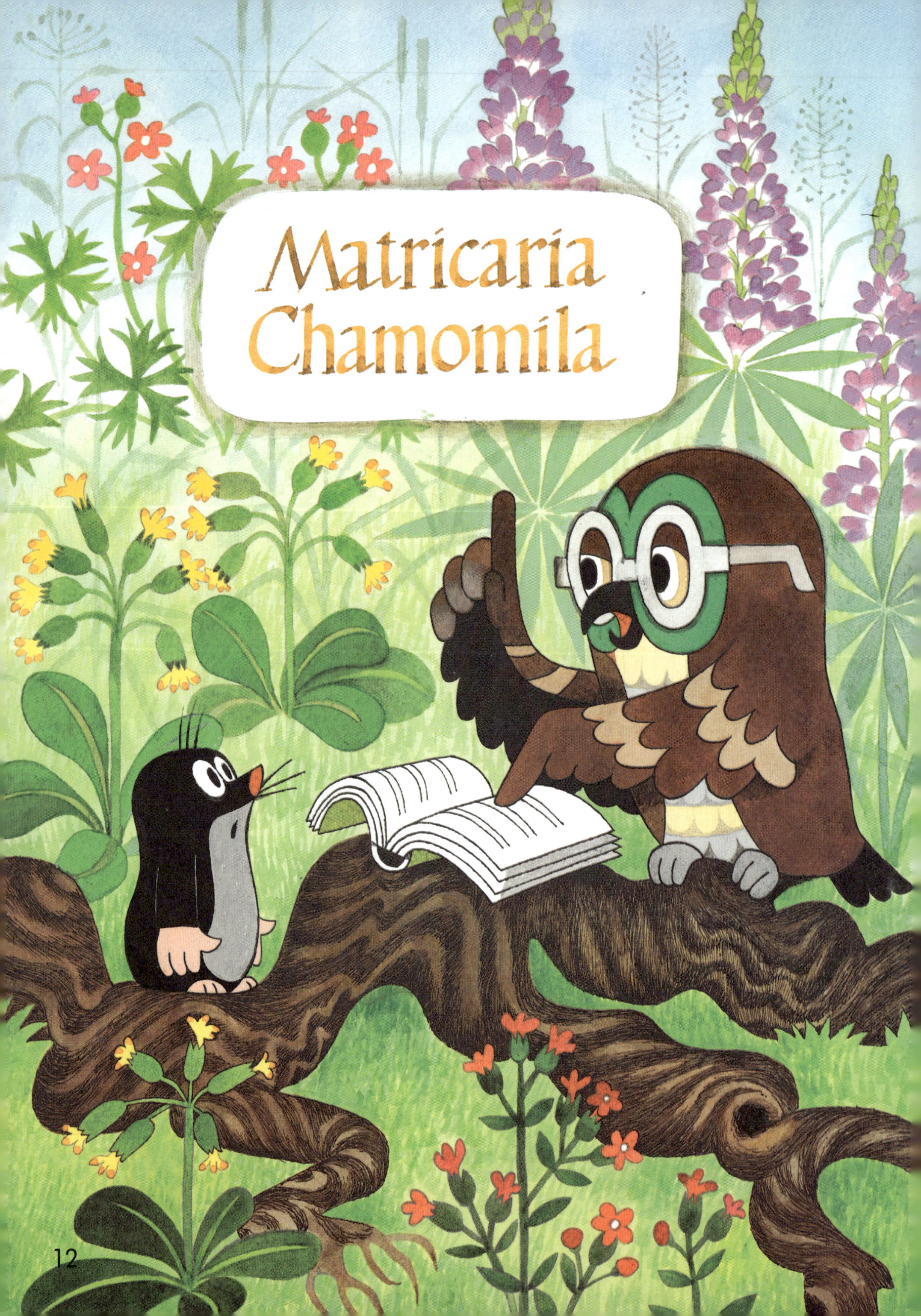
Matricaria
Chamomila

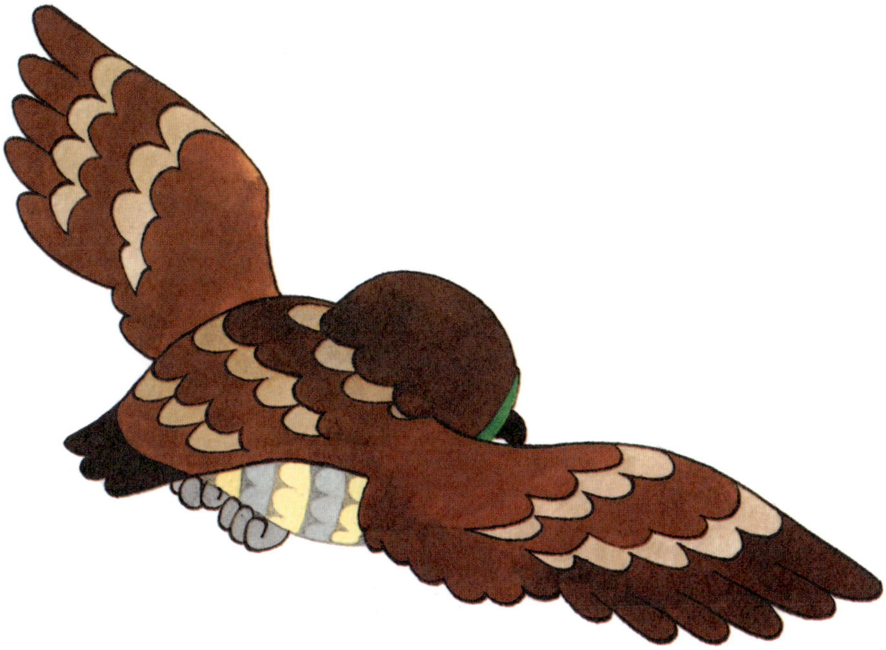

„Hör gut zu, Maulwurf: Nur eine Pflanze kann die Maus heilen. Sie heißt Matricaria Chamomila. Koch einen Tee aus ihren Blüten. Das ist die beste Medizin für deine Freundin."
Bevor der Maulwurf fragen kann, wo er die Pflanze mit dem unaussprechlichen Namen findet, ist die Eule verschwunden.

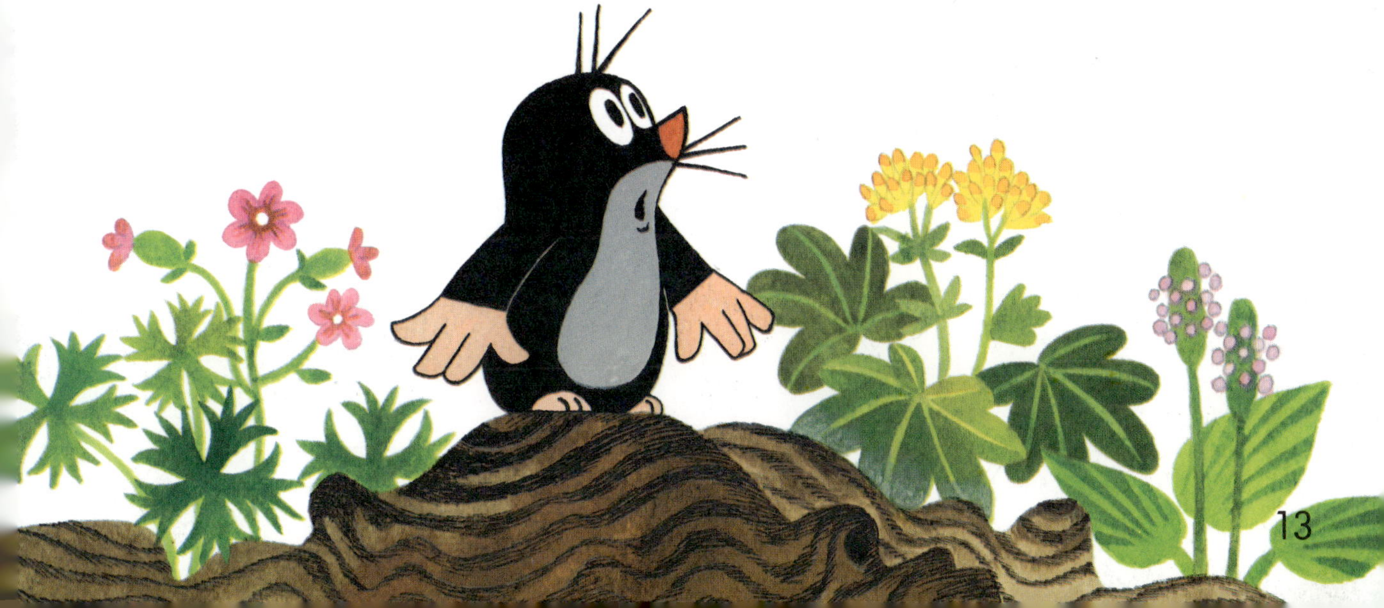

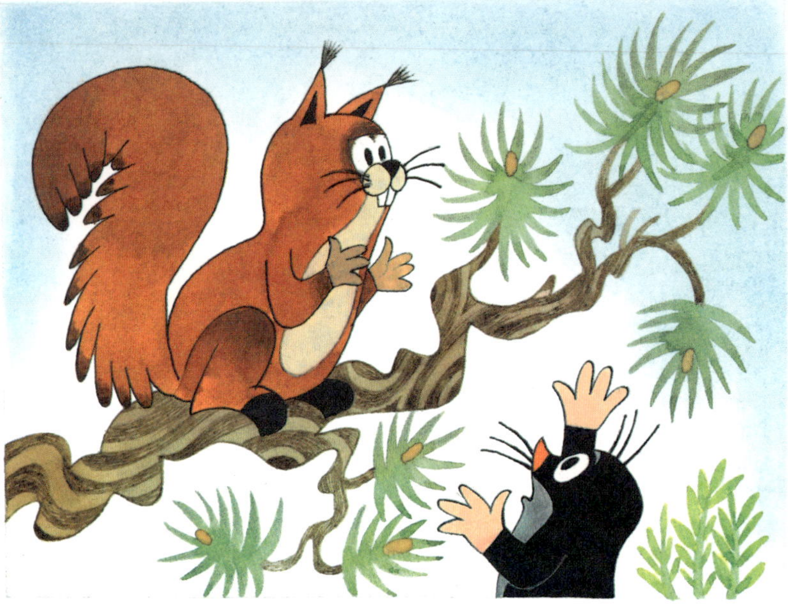

„Weißt du, wo Matricaria Chamomila wächst?"

„Wie bitte?"

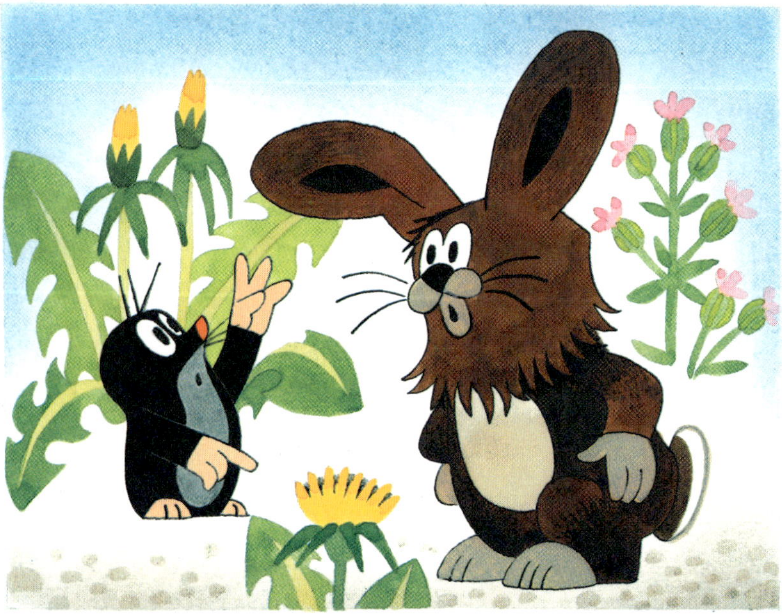

„Wie soll die Pflanze heißen?"

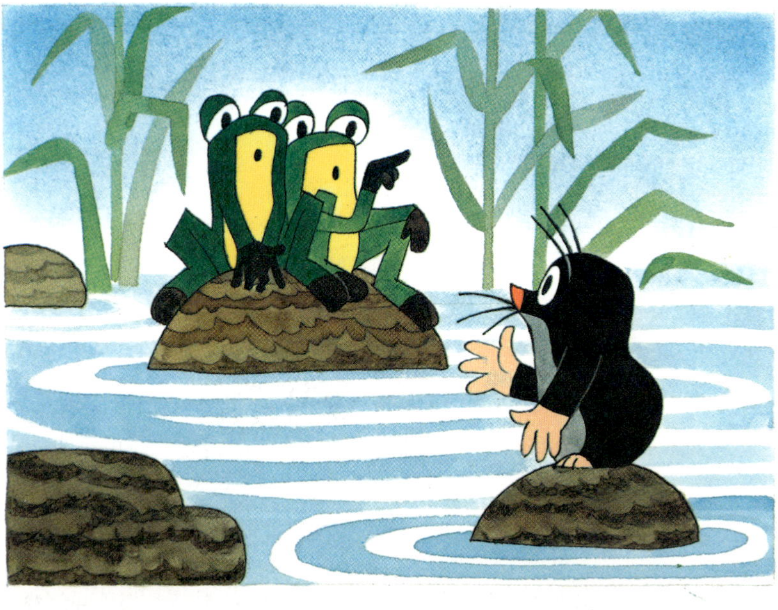

„Das? Nein, das ist Schilfrohr!"

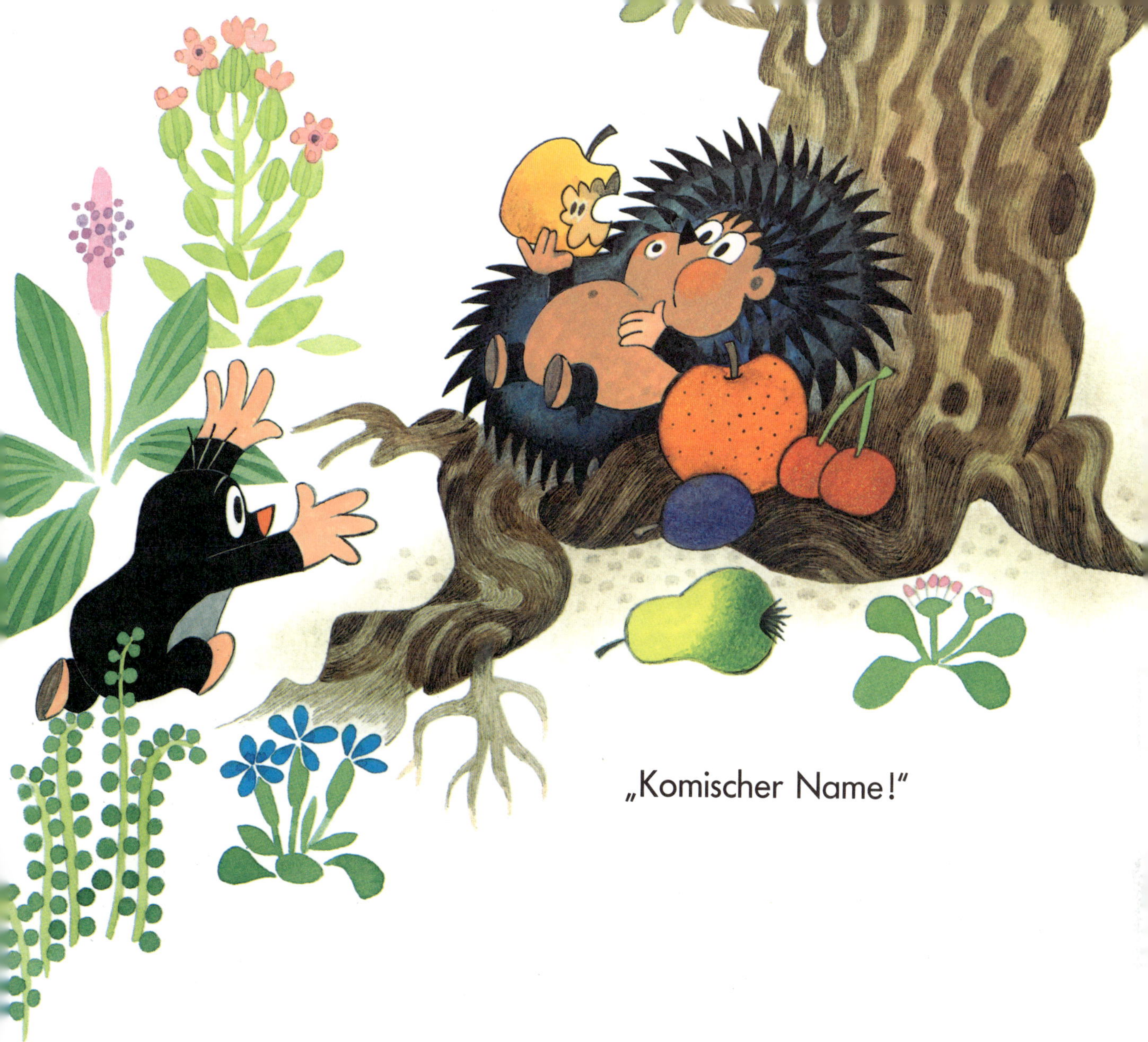

„Komischer Name!“

Der Maulwurf ist
mit seiner Weisheit
am Ende.
Wen soll er fragen?
Wo soll er suchen?

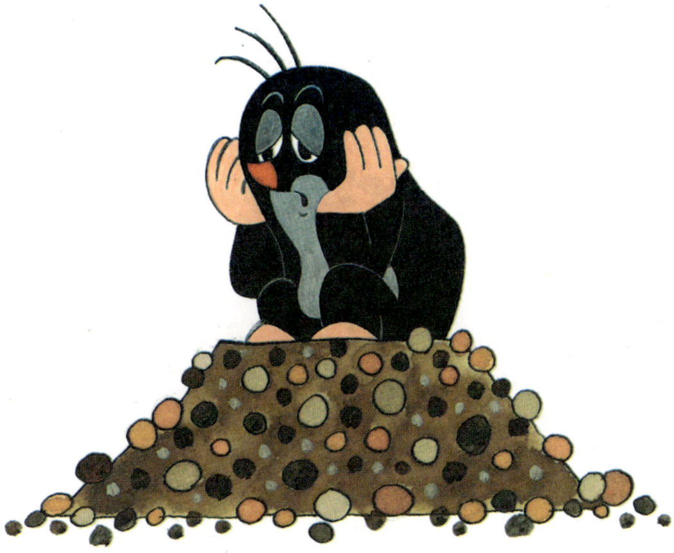

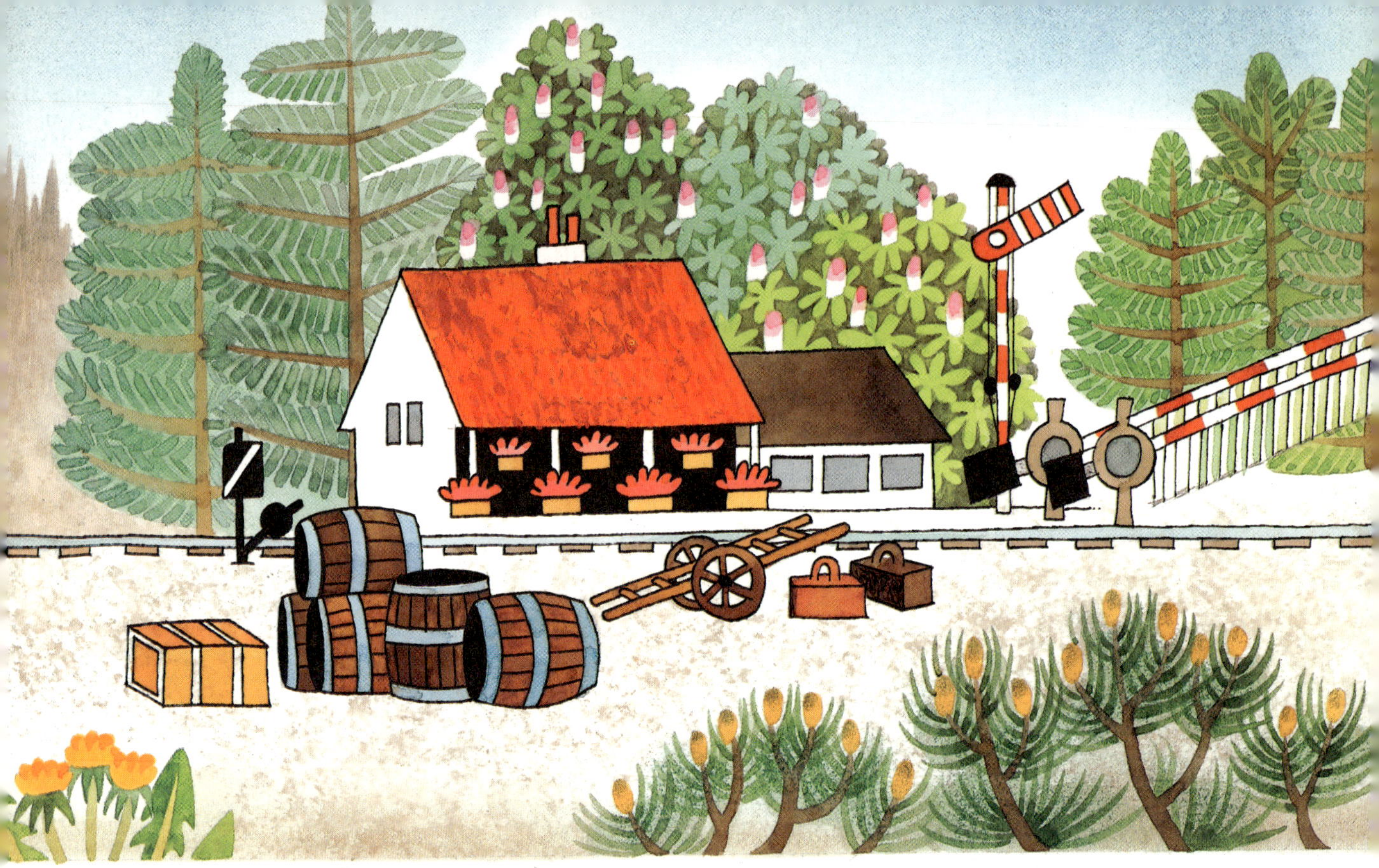

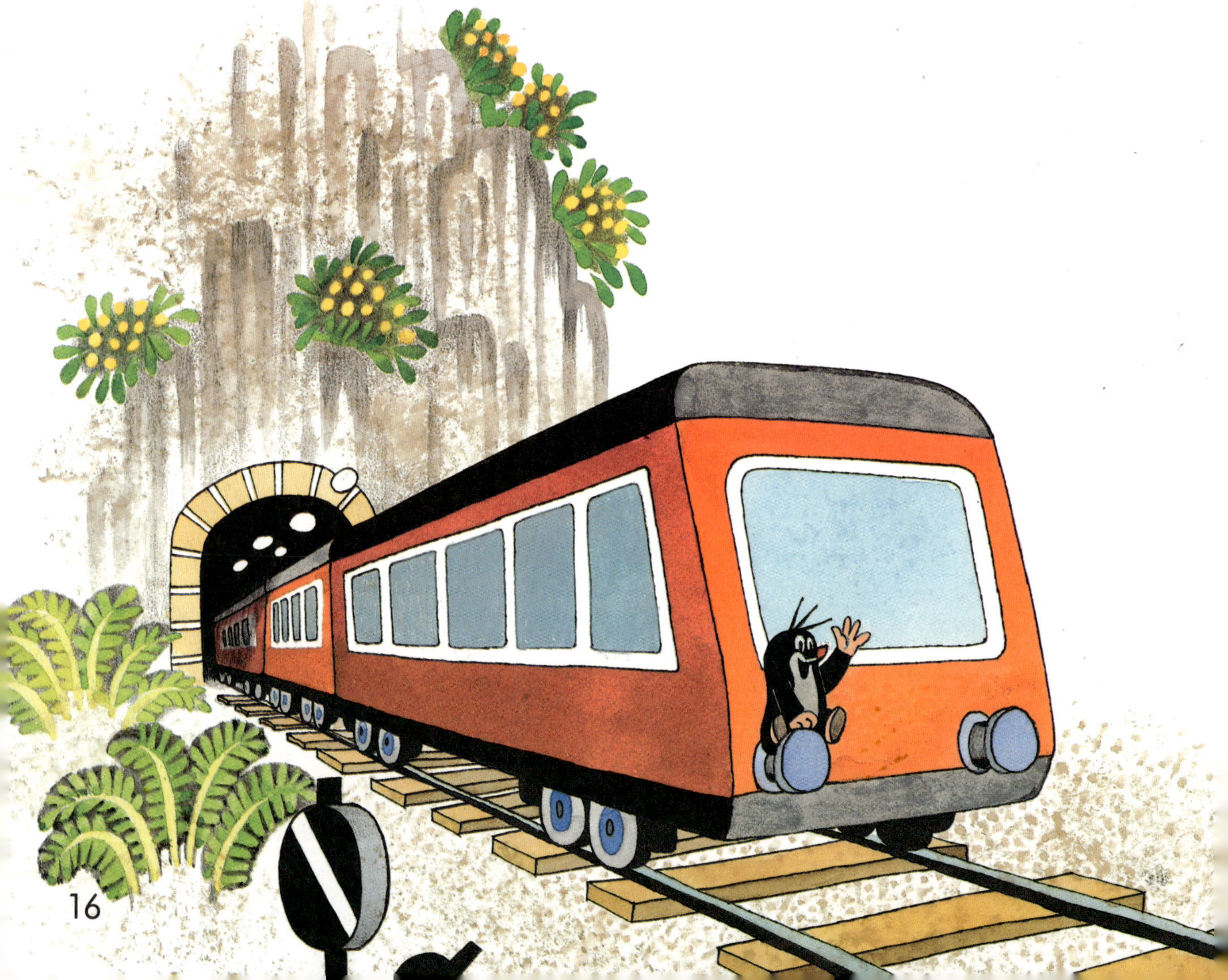

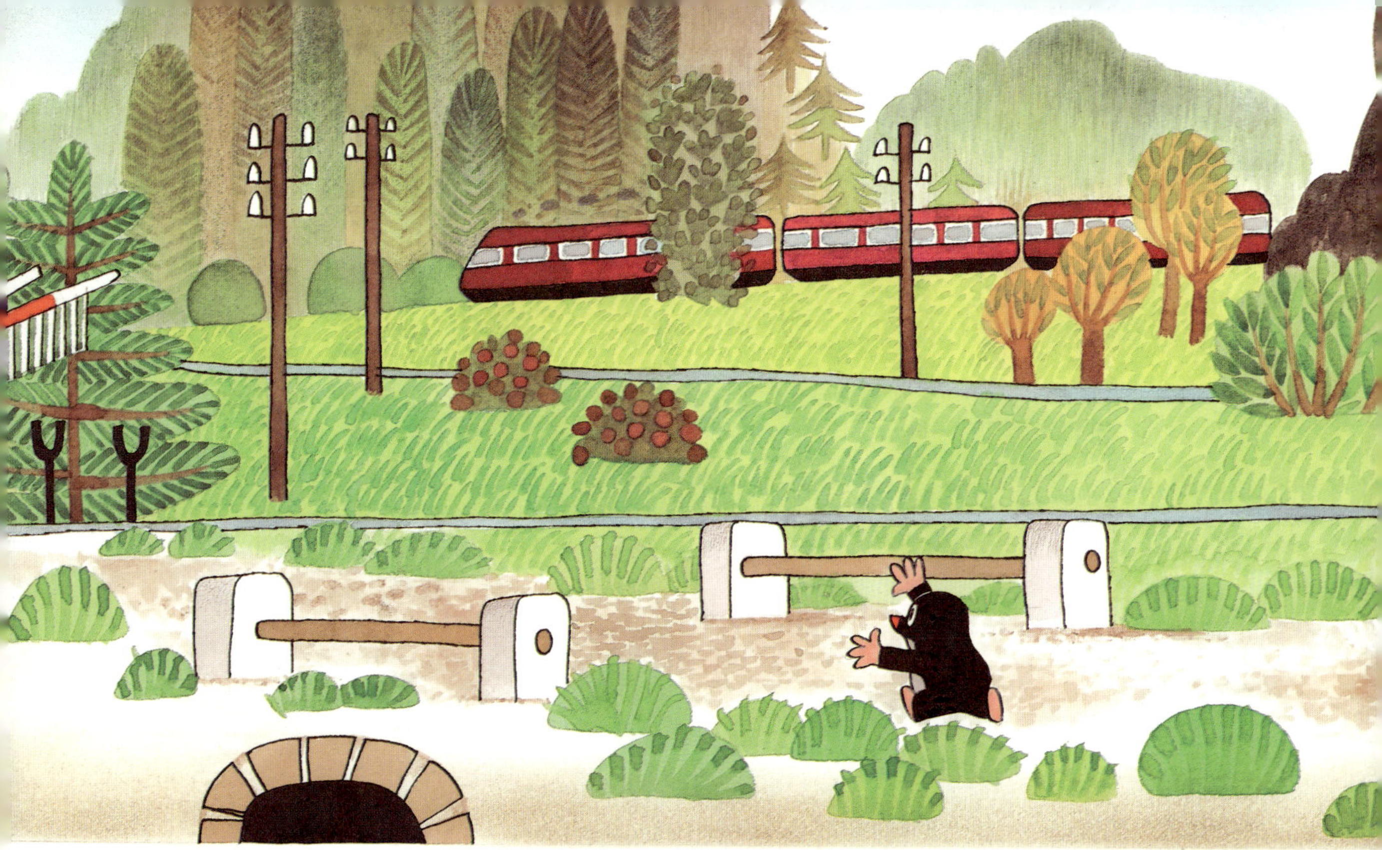

Das Pfeifen eines Zuges unterbricht seine trüben Gedanken. Daß er nicht gleich darauf gekommen ist! Eine Pflanze mit einem so seltsamen Namen wächst doch nicht auf einer gewöhnlichen Wiese! Sie wächst weit weg, in einem fernen Land.

Der Maulwurf zögert nicht lange... und schon fährt er davon.

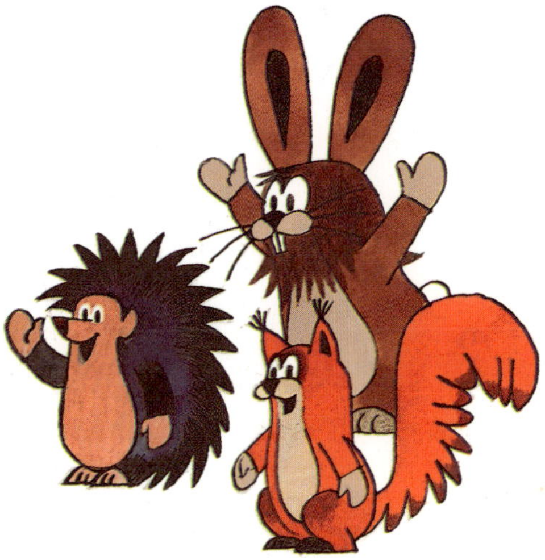

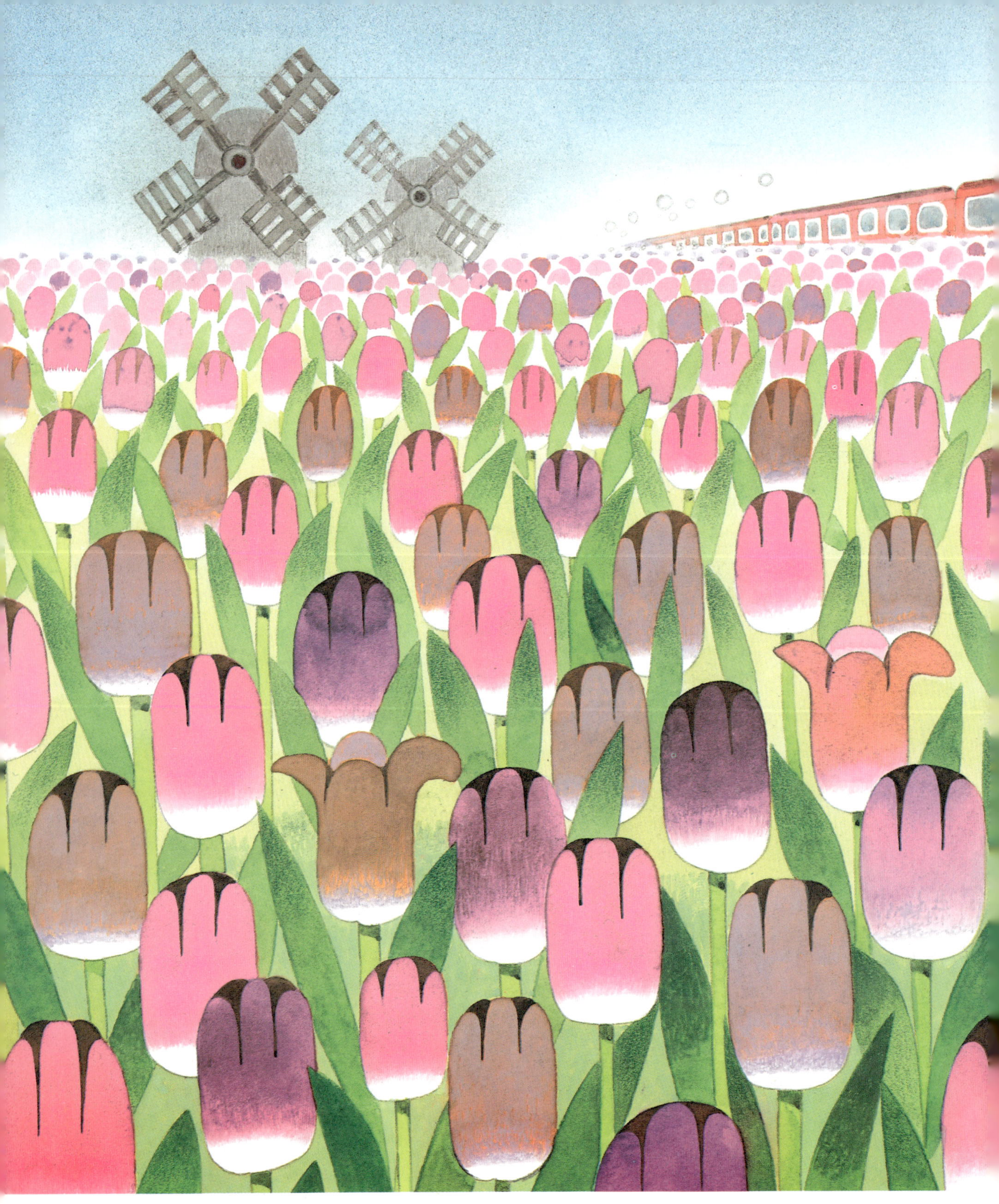

Als der Zug an einem leuchtenden Blumenfeld vorbeifährt, springt der Maulwurf ab. „Hallo, ist das Matricaria Chamomila?" fragt

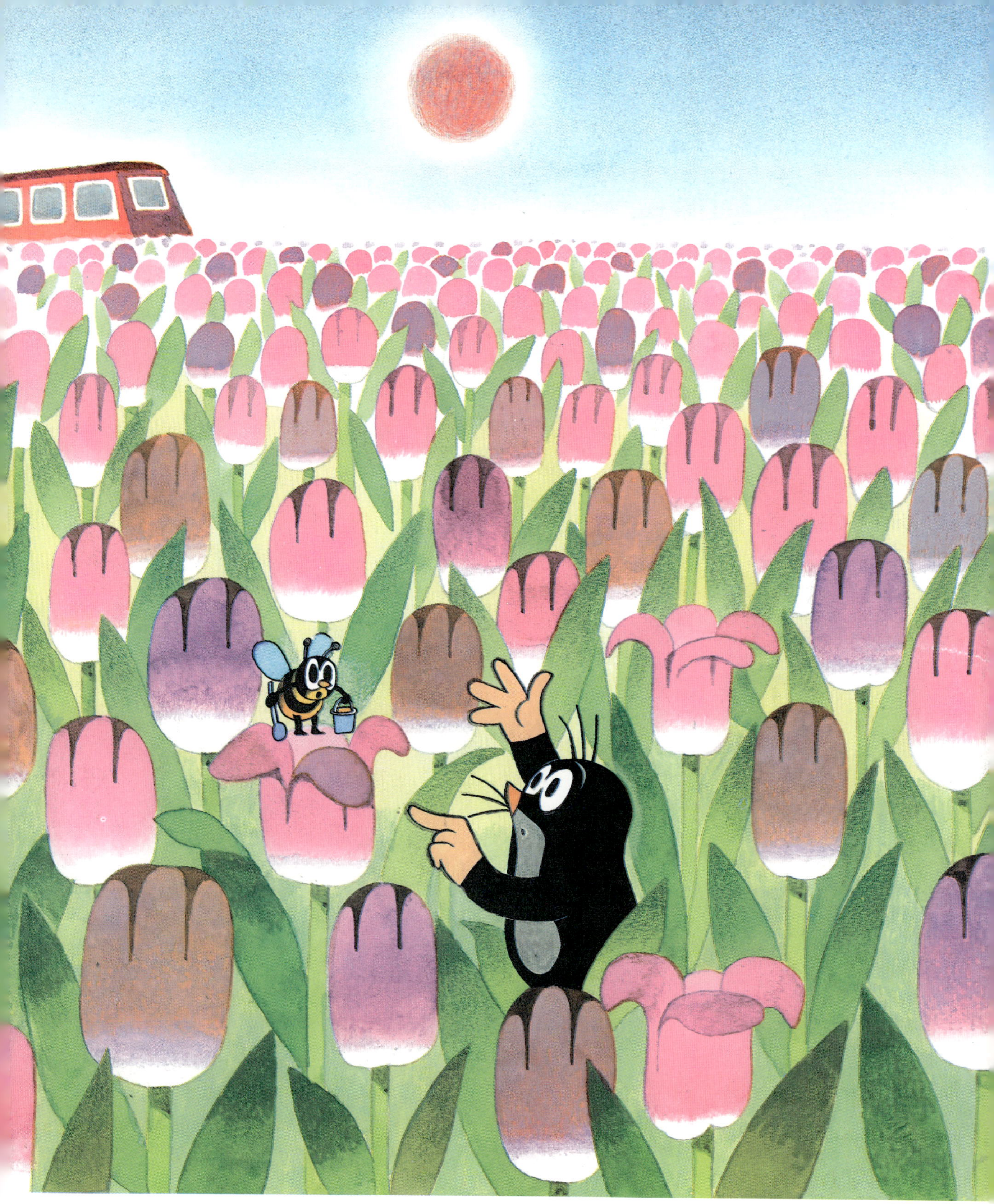

er die Biene. „Das sind Tulpen. Du bist in Holland, hast du das noch nicht gemerkt?"

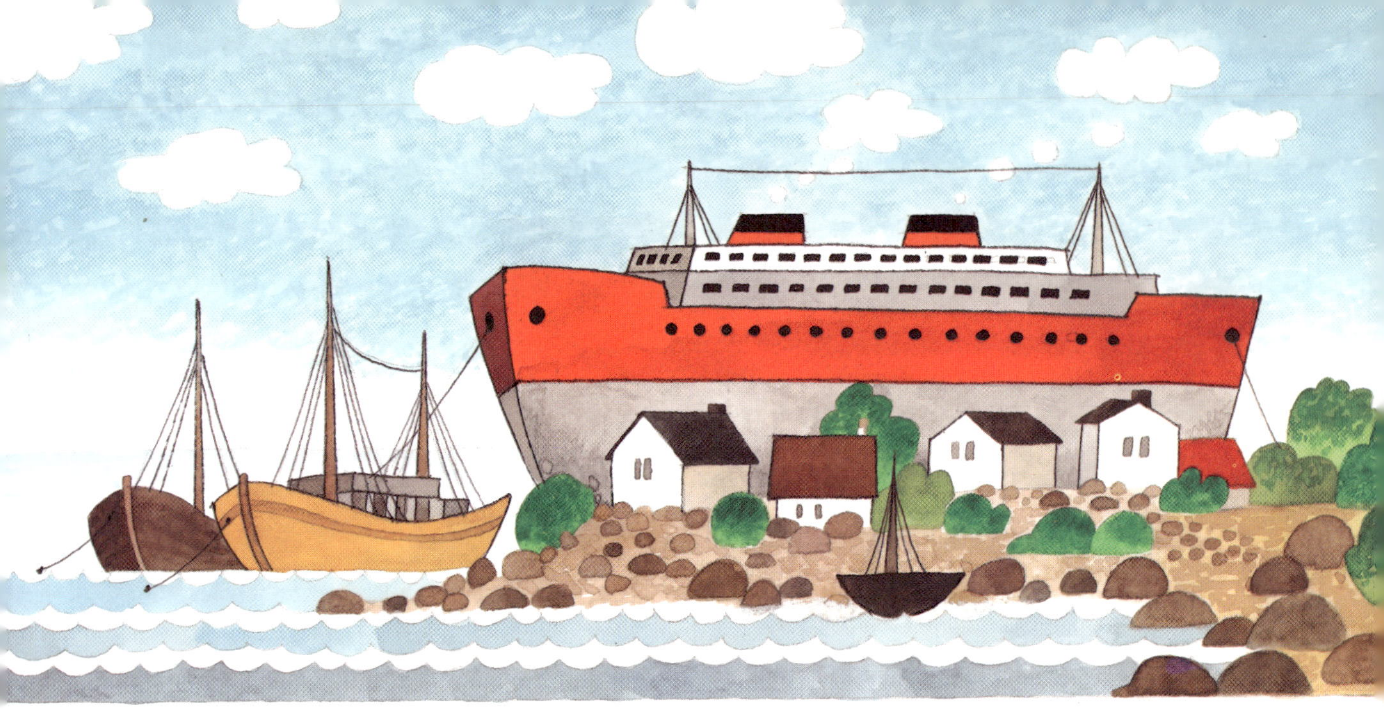

„Vielleicht wächst so was auf dem Meeresboden",
meint der bunte Schmetterling.
„Frag mal die Fische!"

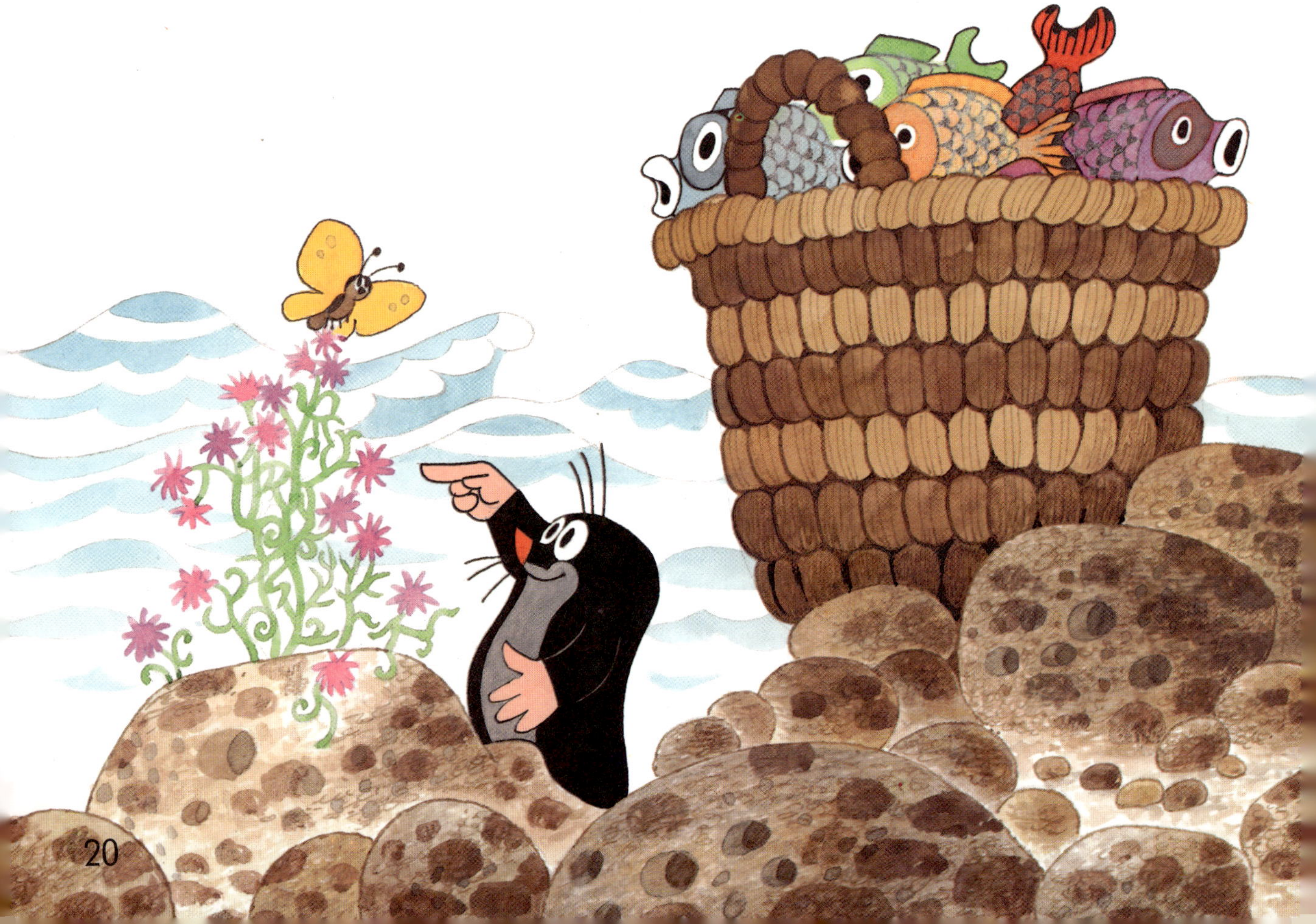

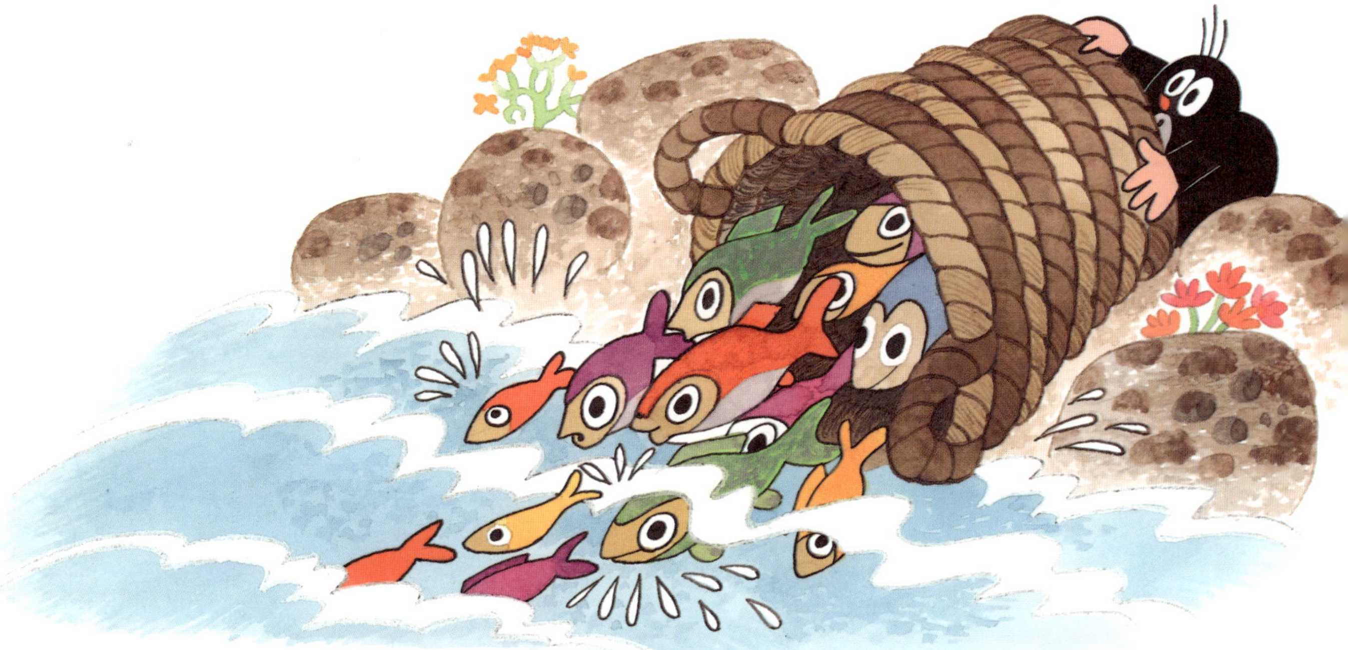

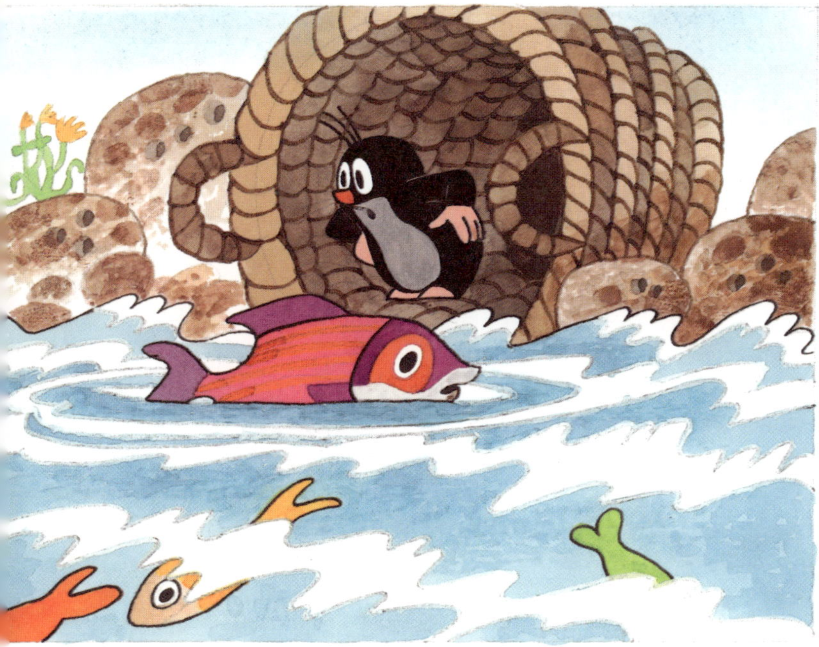

„Komm, wir schauen nach", sagt der große Fisch und nimmt den Maulwurf auf seinen Rücken.

„Ich kann ja selber schwimmen!"

„Das mußt du aber nicht. Das tu jetzt ich!"

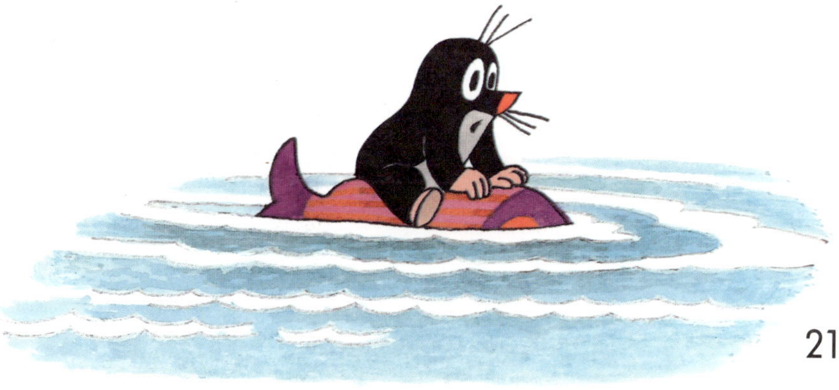

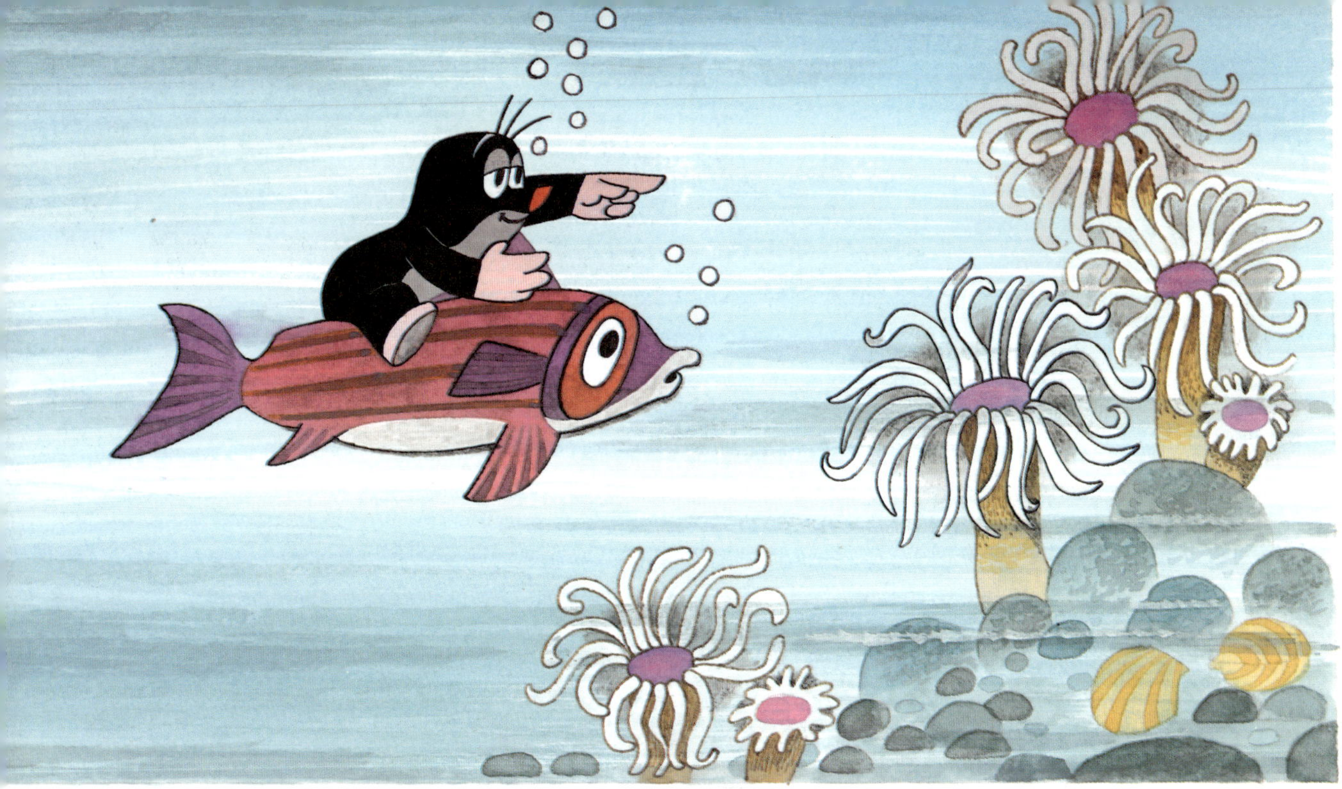

„Da, die könnte es sein!"

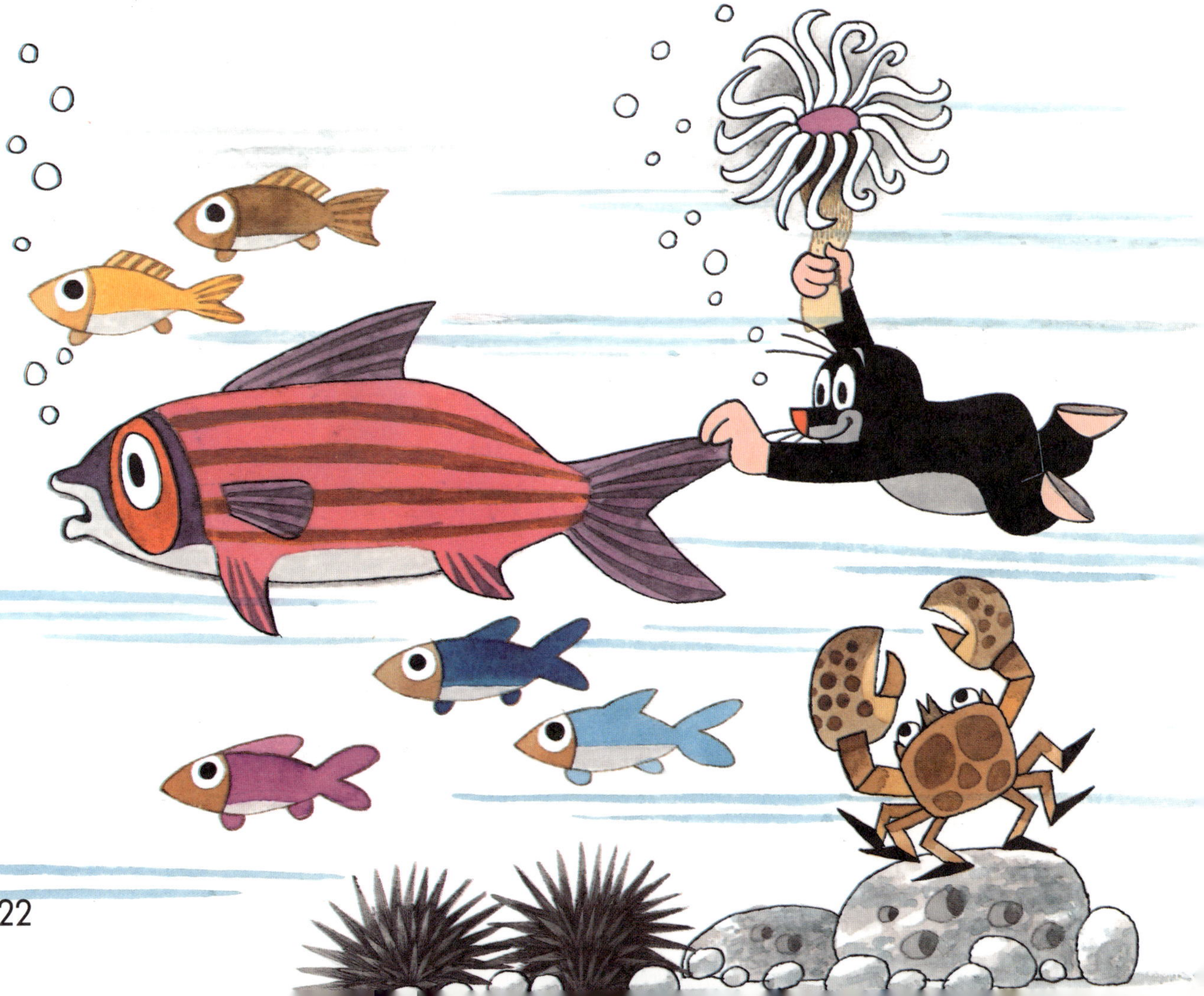

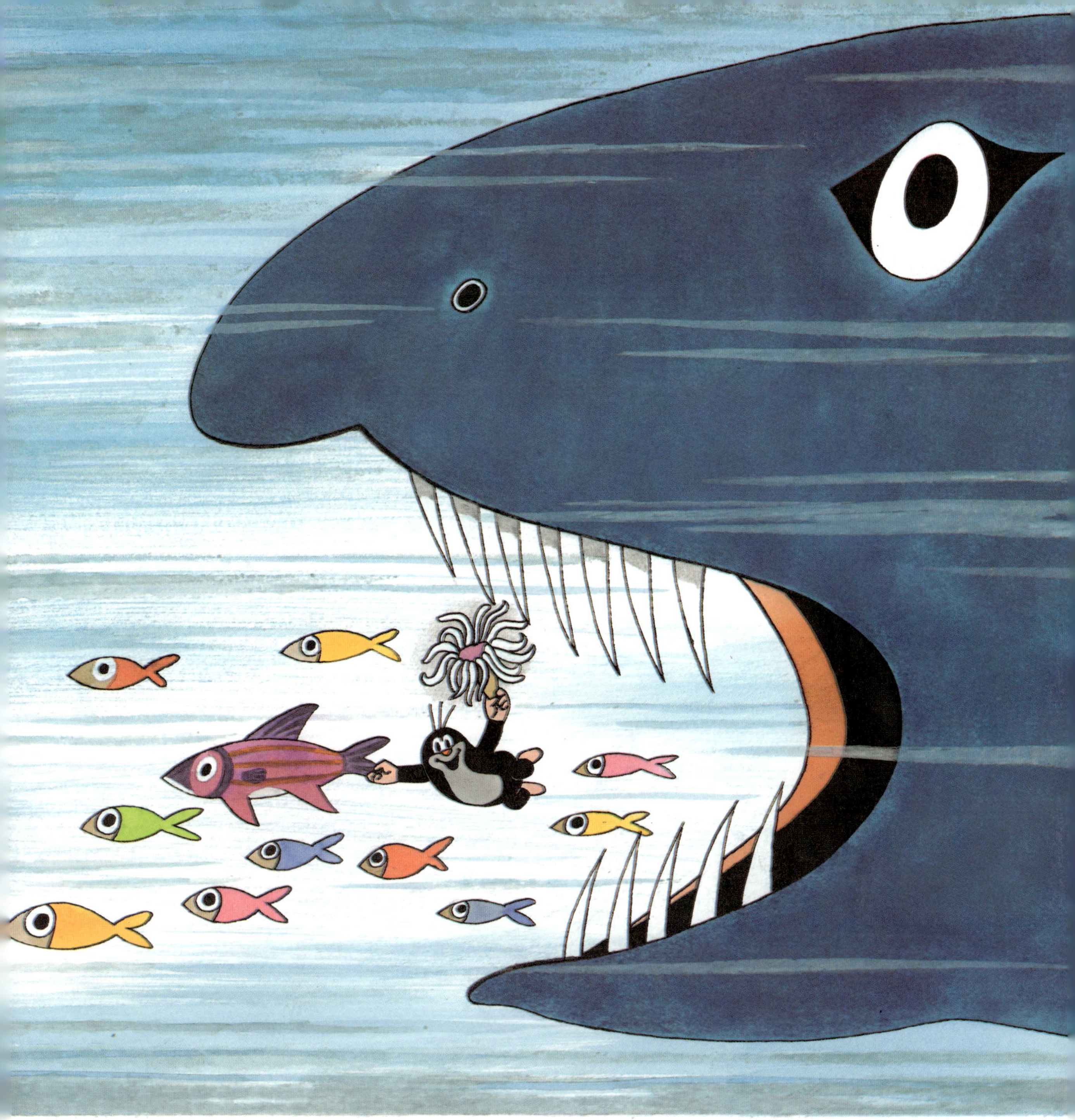

„Ich will nicht streiten, aber das ist eine Seeanemone“,
blubbert der Fisch.

„Ich fresse euch mit oder ohne Anemone“, denkt sich der Hai.
Und bevor der Maulwurf und die kleinen Fische merken,
was mit ihnen geschieht, landen sie im großen Haifischmagen.

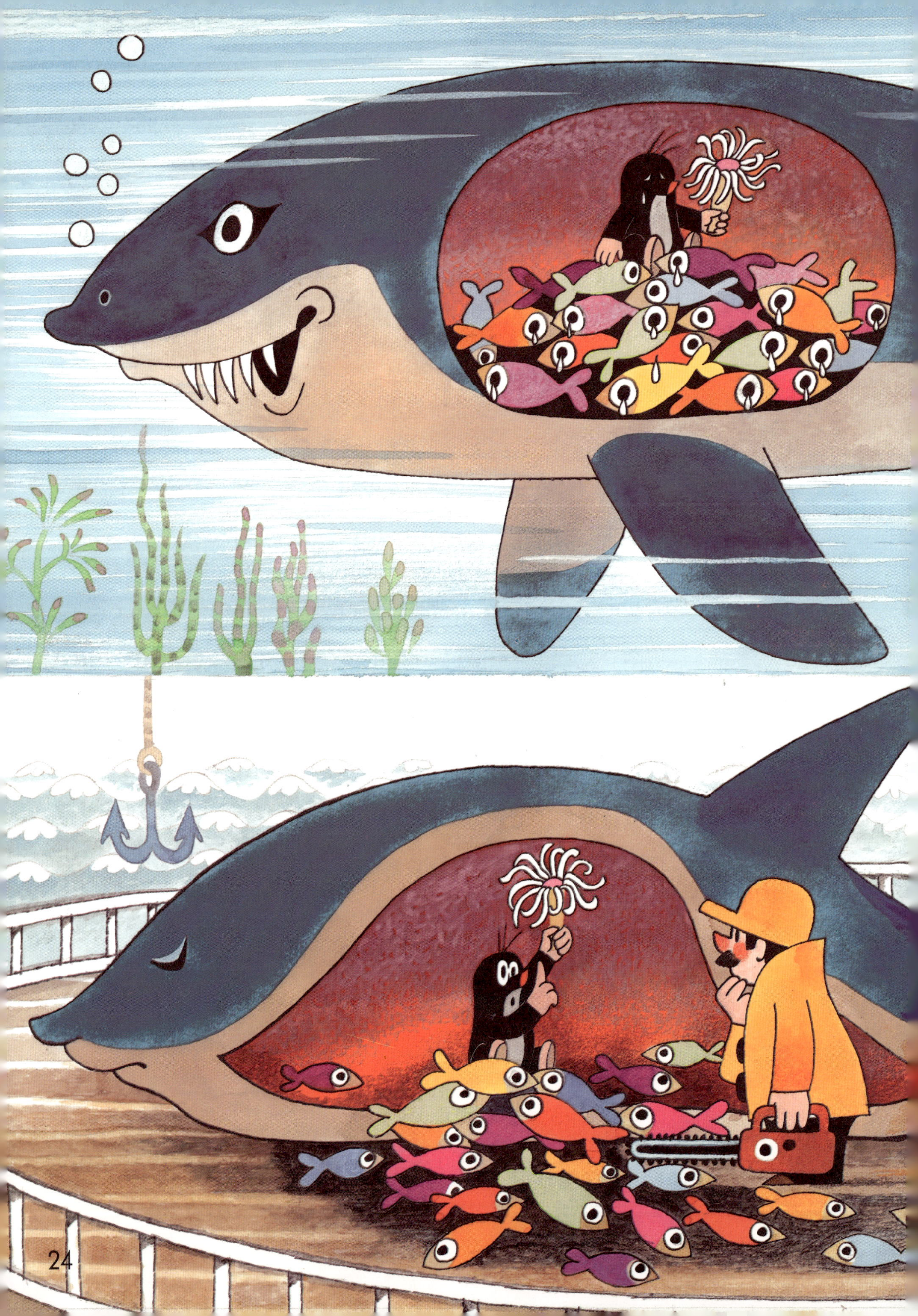

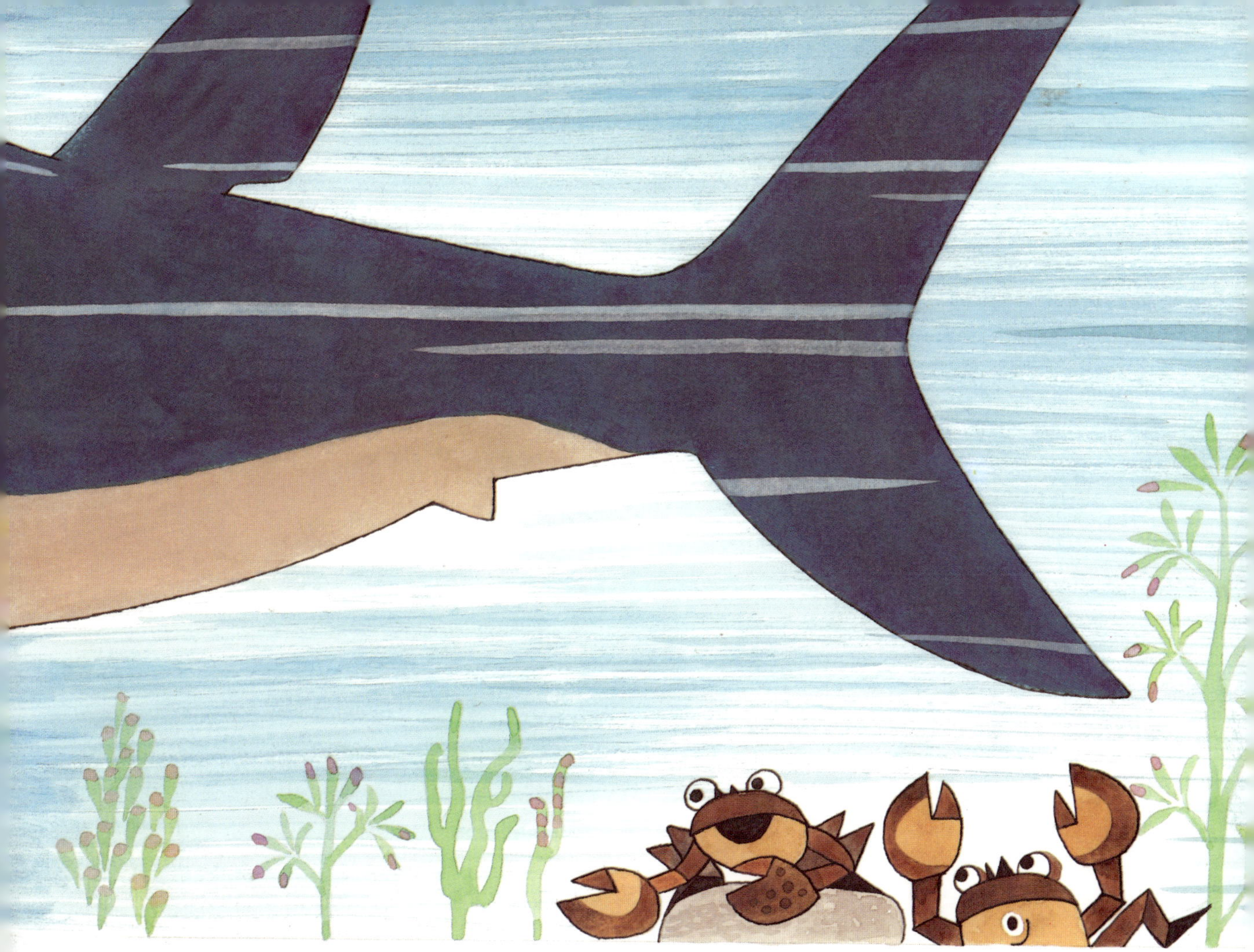

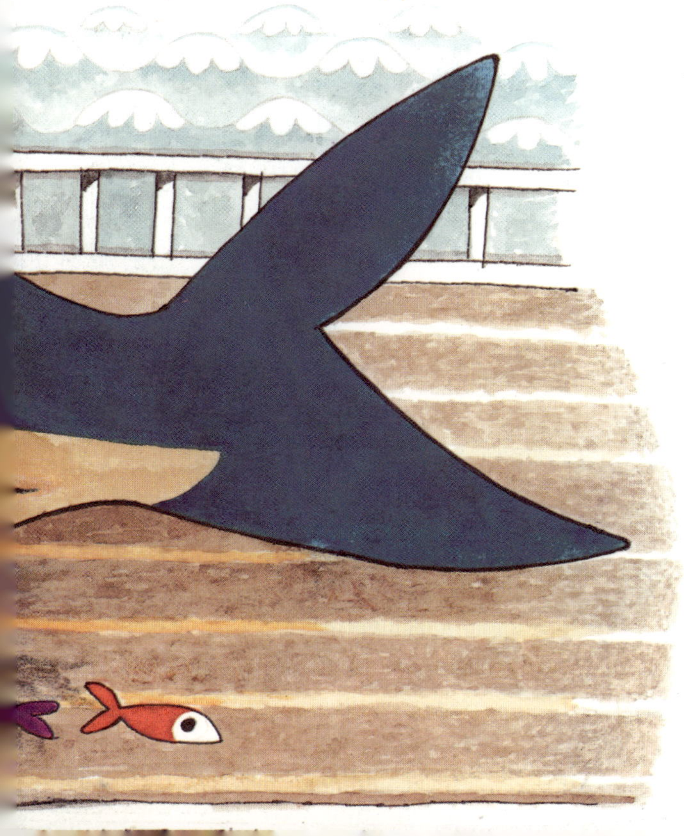

Der Hai hat an seiner Beute nicht lange Freude. Bald darauf geht er den Fischern ins Netz.
Ein Fischer schneidet ihm den Bauch auf... und kann nicht glauben, was er sieht.

„Ist das Matricaria Chamomila?" fragt ihn der Maulwurf.
„Nnnein, dddas ist eine Seeanemone", stottert der Fischer verdutzt.

In einem großen Hafen werden die Fische ausgeladen.
„Seekrank war ich schon. Jetzt wird mir auch noch schwindlig“, stöhnt der Maulwurf. „Wo bin ich?“
„In Afrika, du Kamel“, antwortet das komische Tier, auf dessen Rücken die Holzkiste mit dem Maulwurf landet.

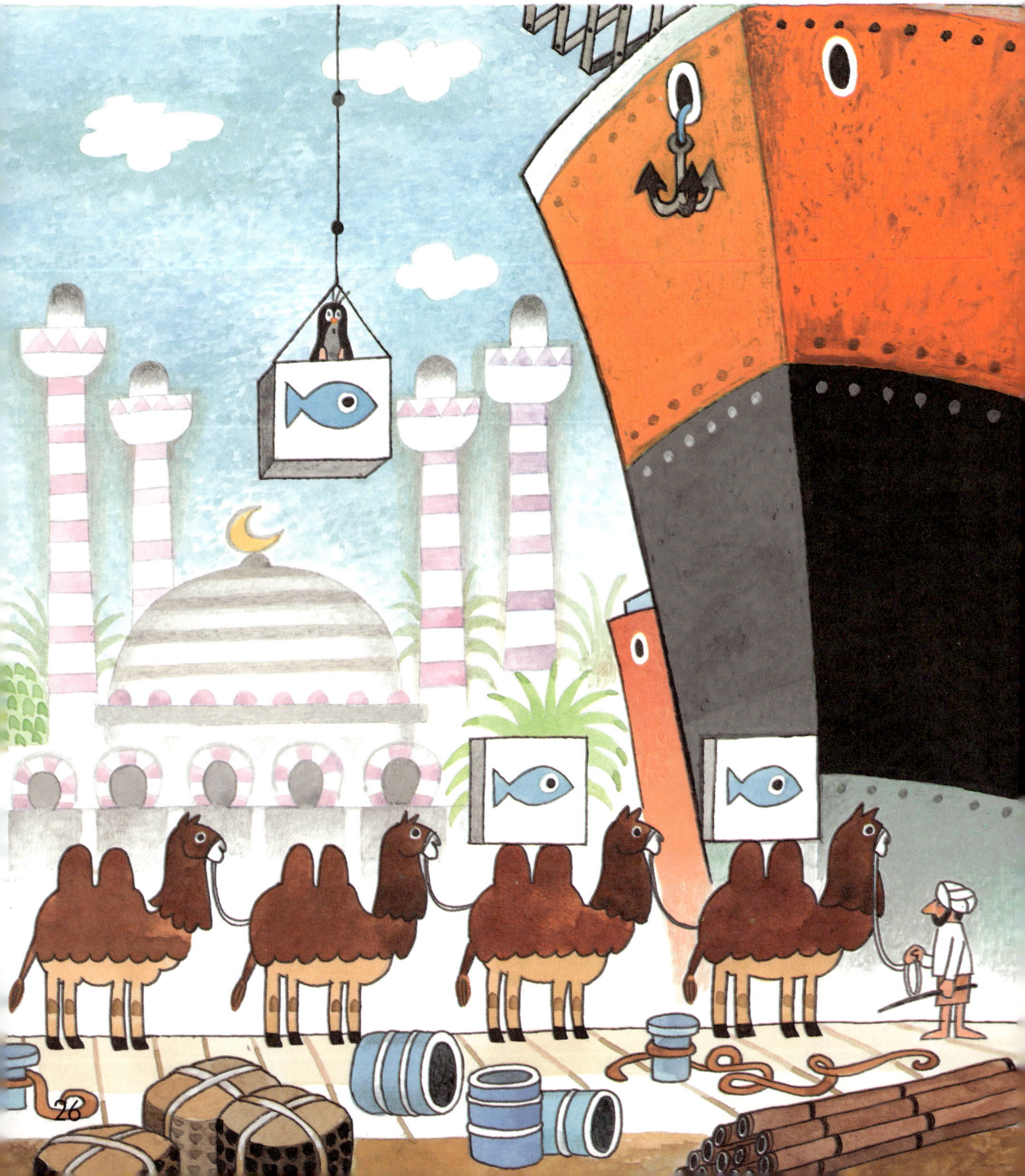

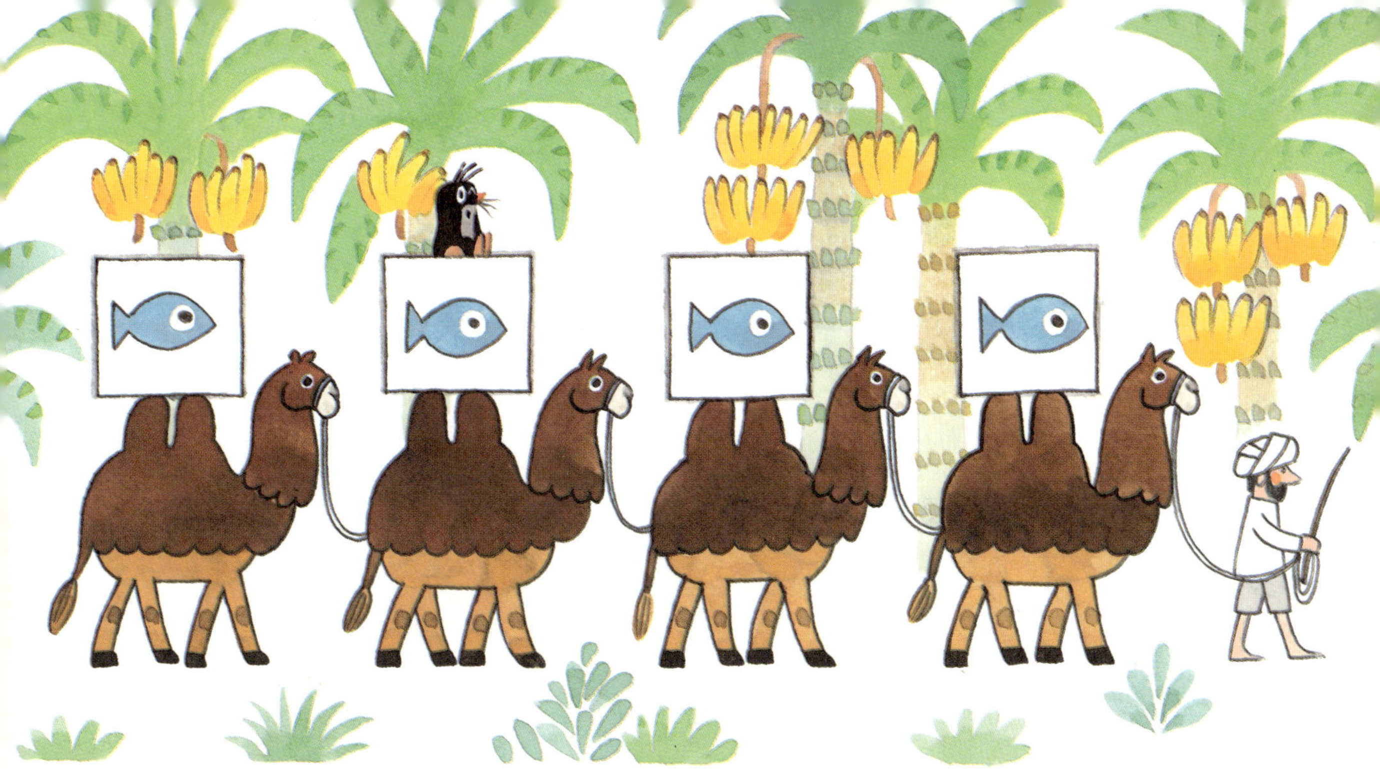

Die Karawane macht sich langsam auf den Weg. Links und rechts wachsen Bananenstauden. Und der Maulwurf hat solchen Hunger!

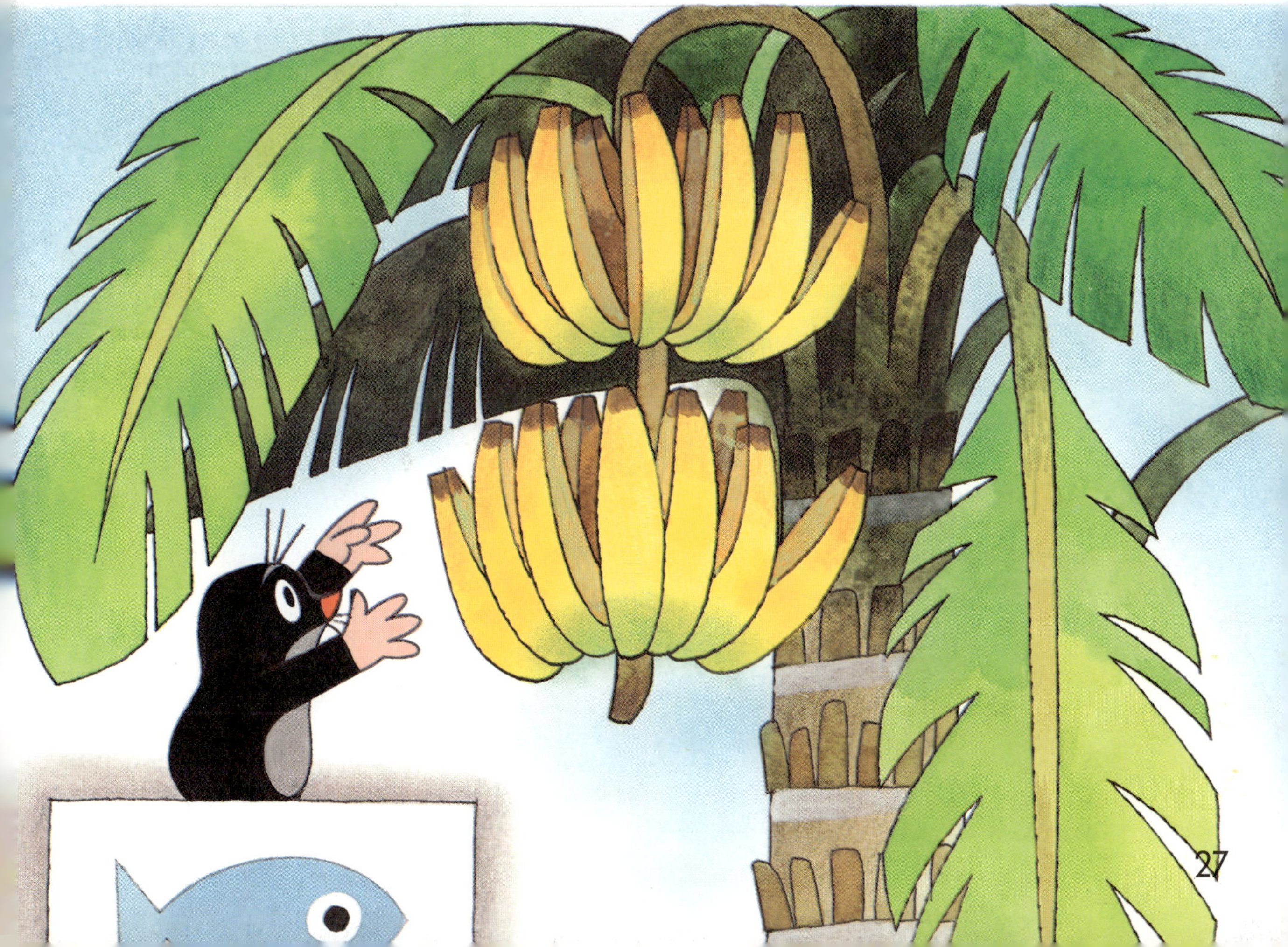

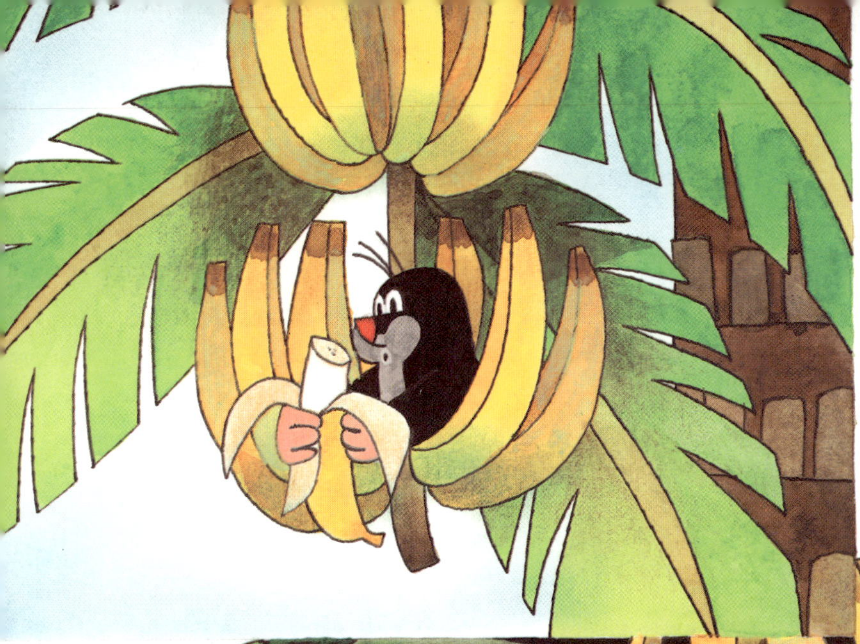

Ja, in so einem
Bananenbündel
läßt sich's leben!

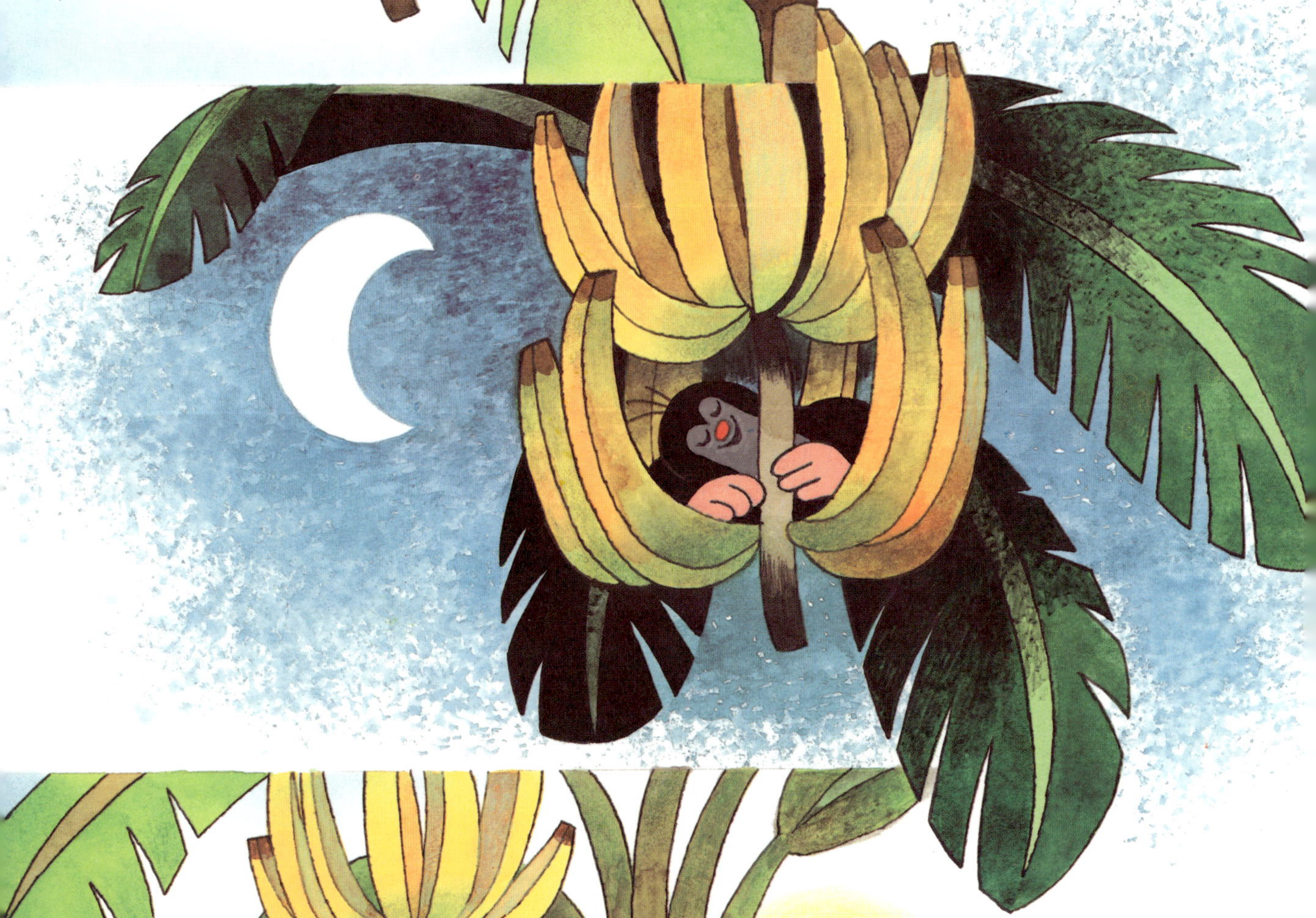

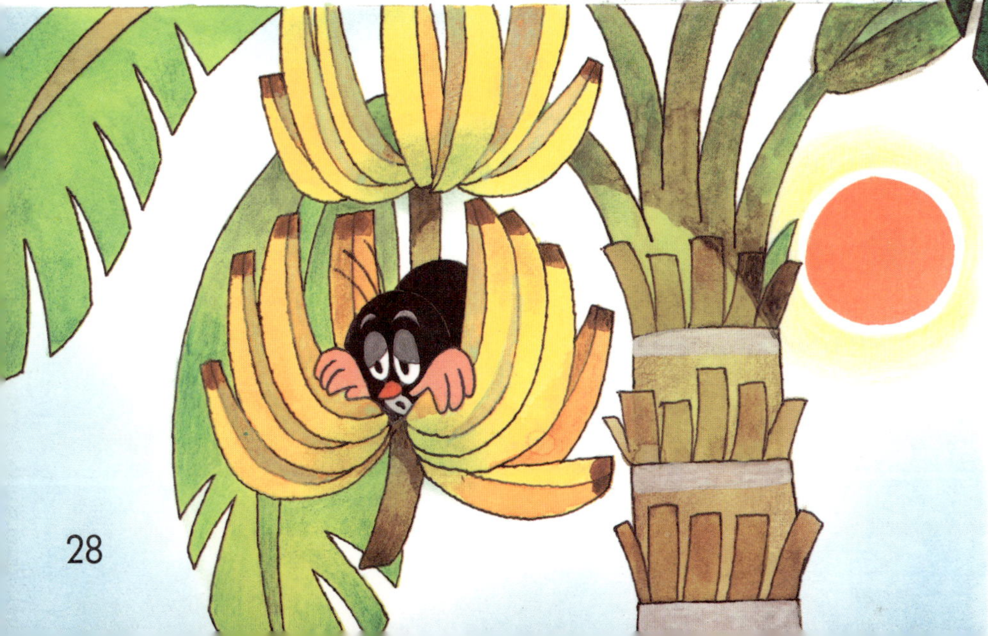

Ausgeruht und
gut gelaunt
wacht der
Maulwurf
am nächsten
Morgen auf.

O weh, wie
kommt er
da runter?

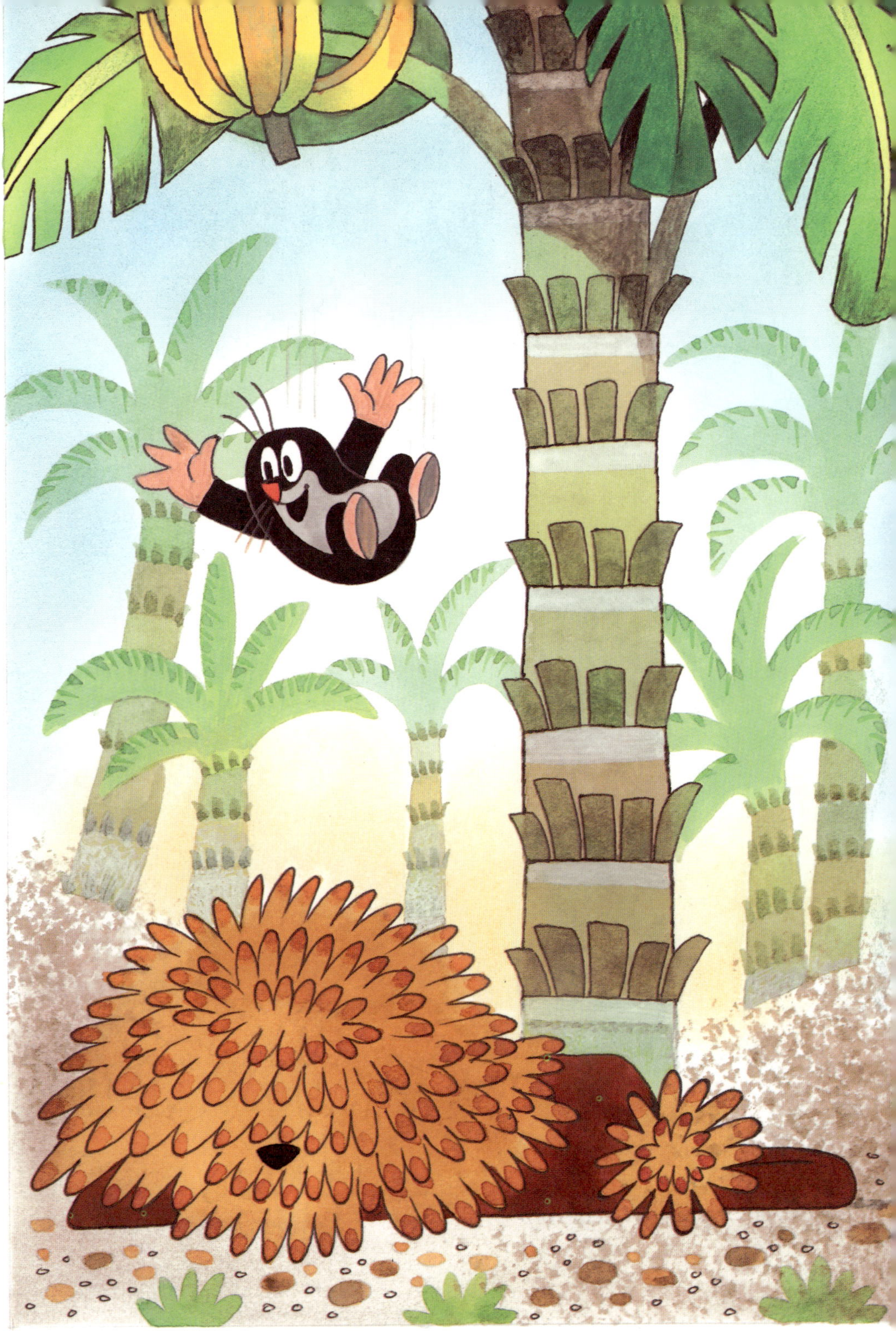

Prima, genau unter der Bananenstaude liegt ein großes, weiches Grasbüschel... Schon springt der Maulwurf.

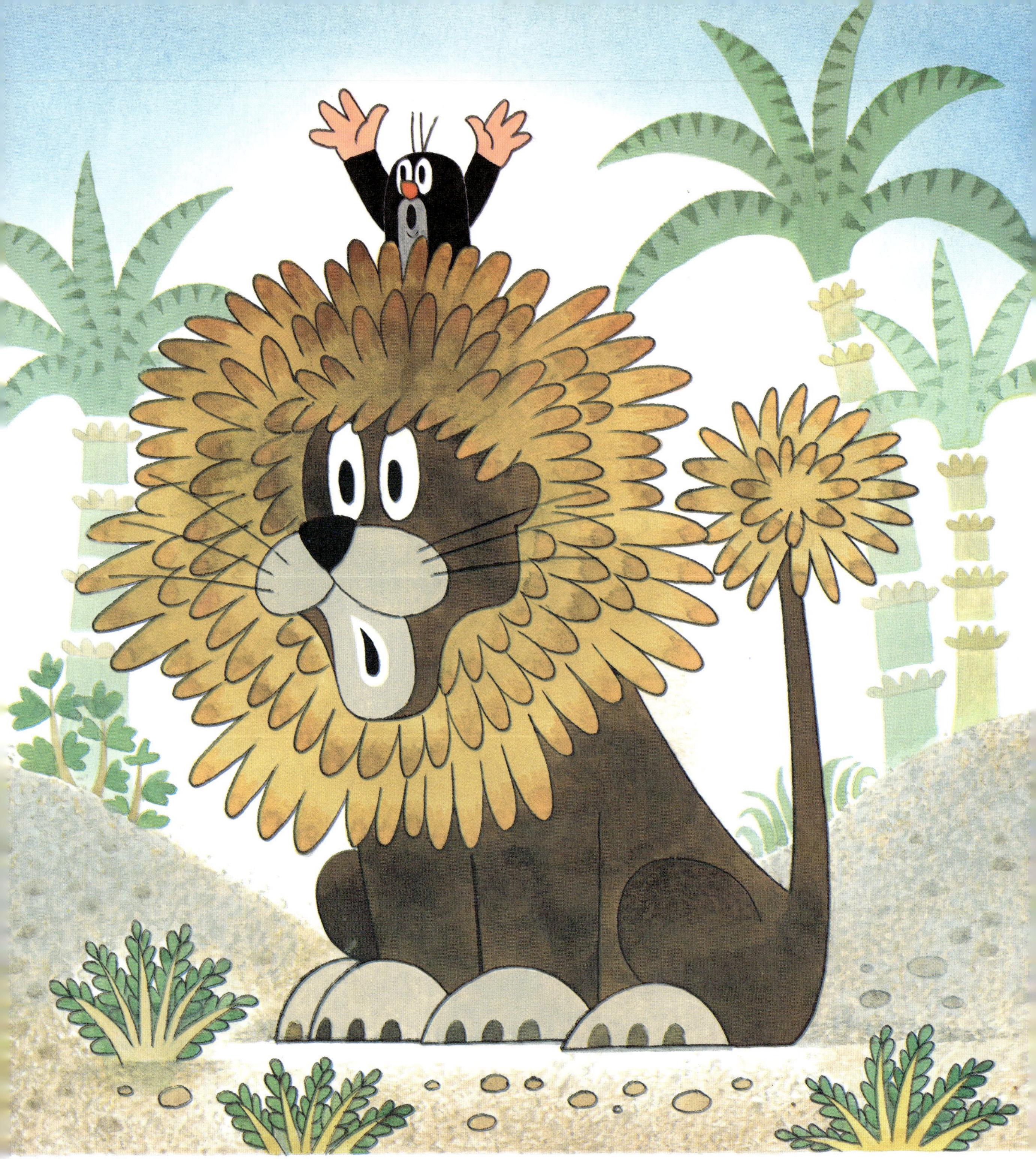

Ach du Schreck! Das Grasbüschel bewegt sich.
Und steht sogar auf.
Es ist gar kein Grasbüschel. Das ist ja eine
Löwenmähne!
„Dir werd ich's zeigen!" brüllt der Löwe, denn er
wurde sehr unsanft geweckt.

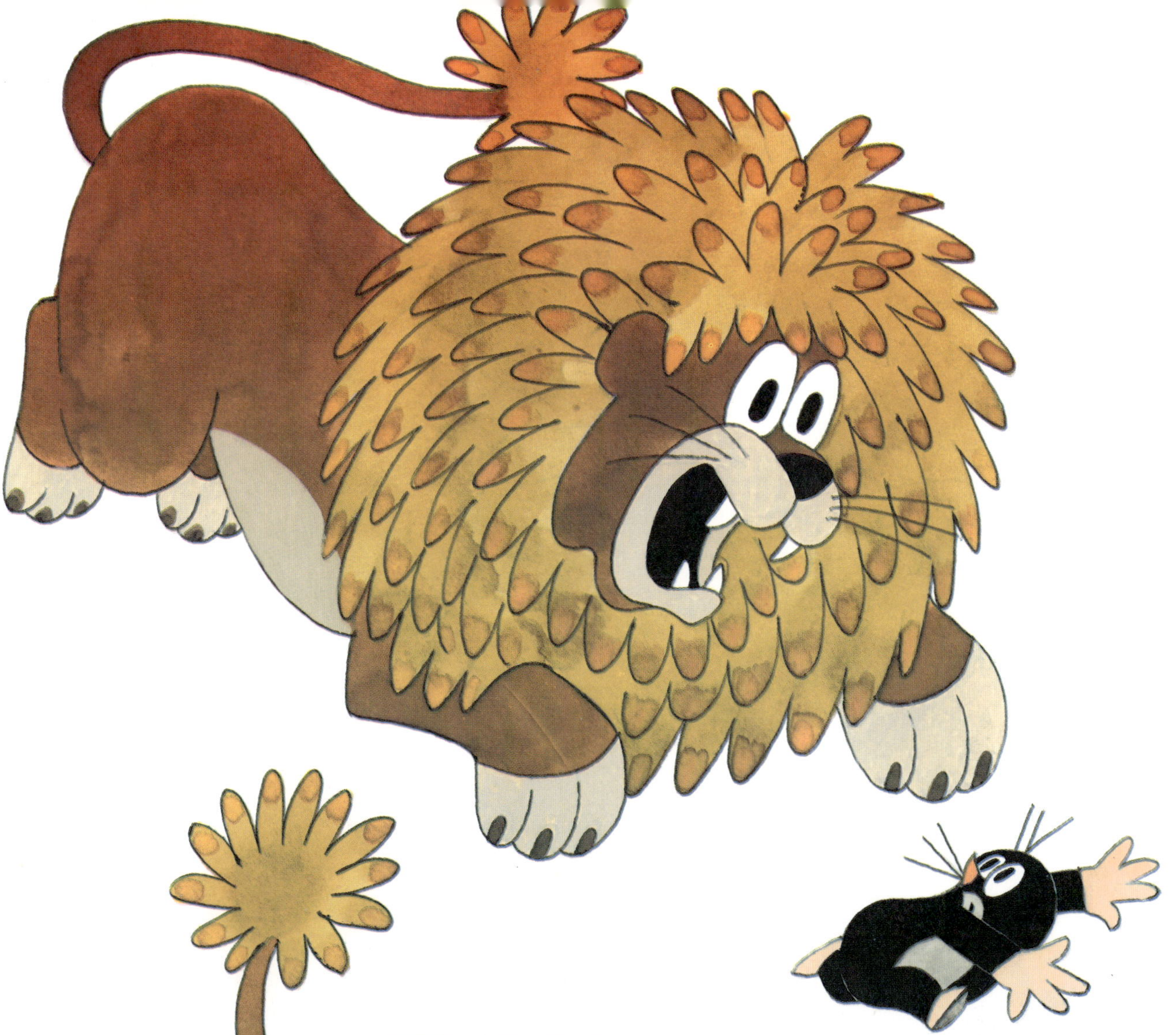

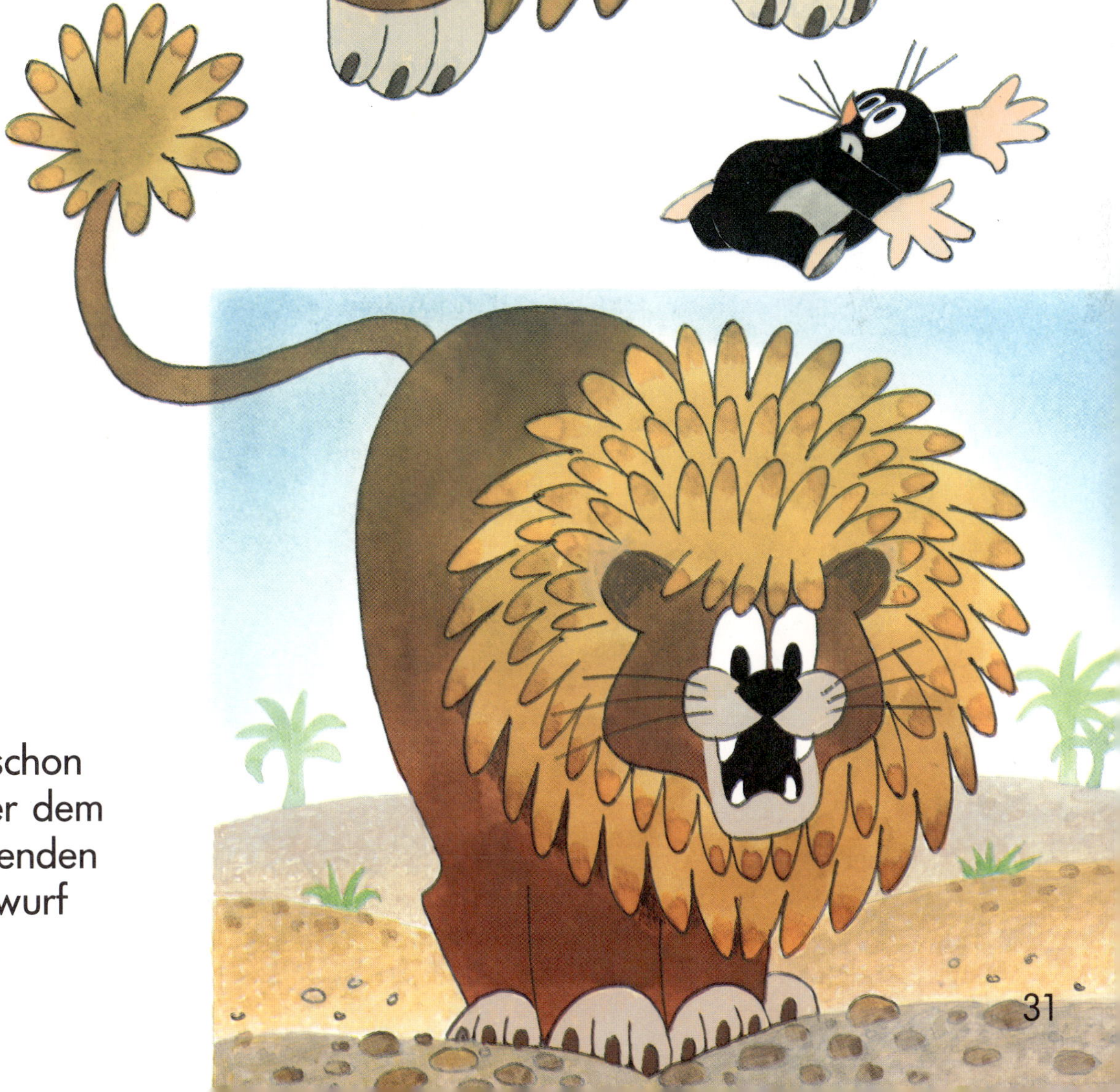

Und schon
jagt er dem
flüchtenden
Maulwurf
nach.

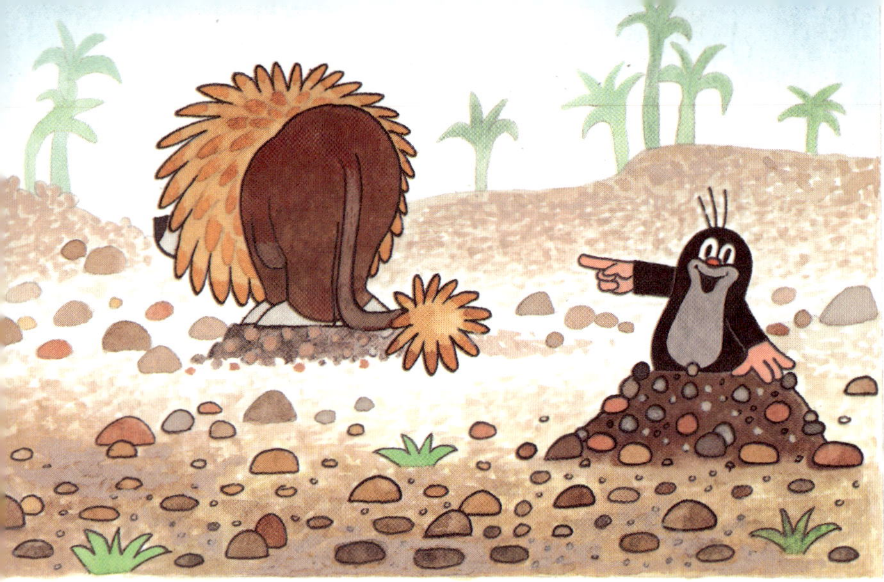

Blitzschnell gräbt der Maulwurf einen Gang in die Erde.
„Hihihi, er sucht am anderen Ende!“

„Nicht doch! Bleib, wo du bist!“

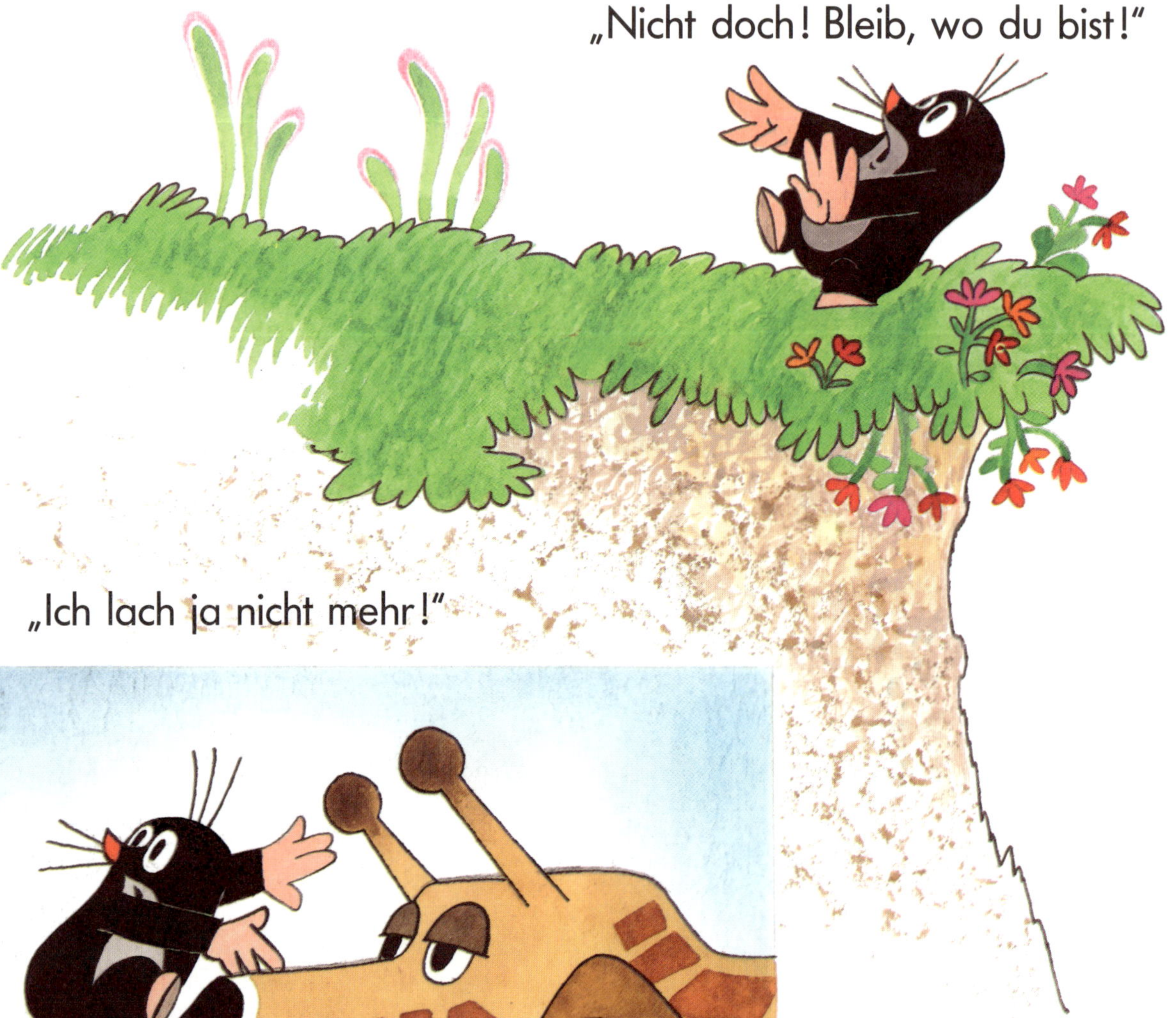

„Ich lach ja nicht mehr!“

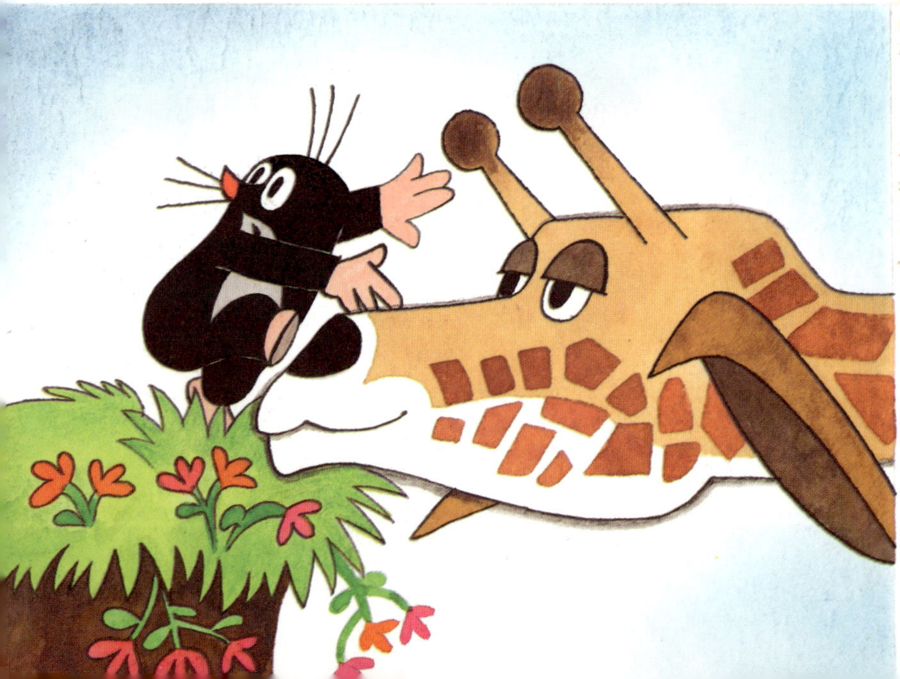

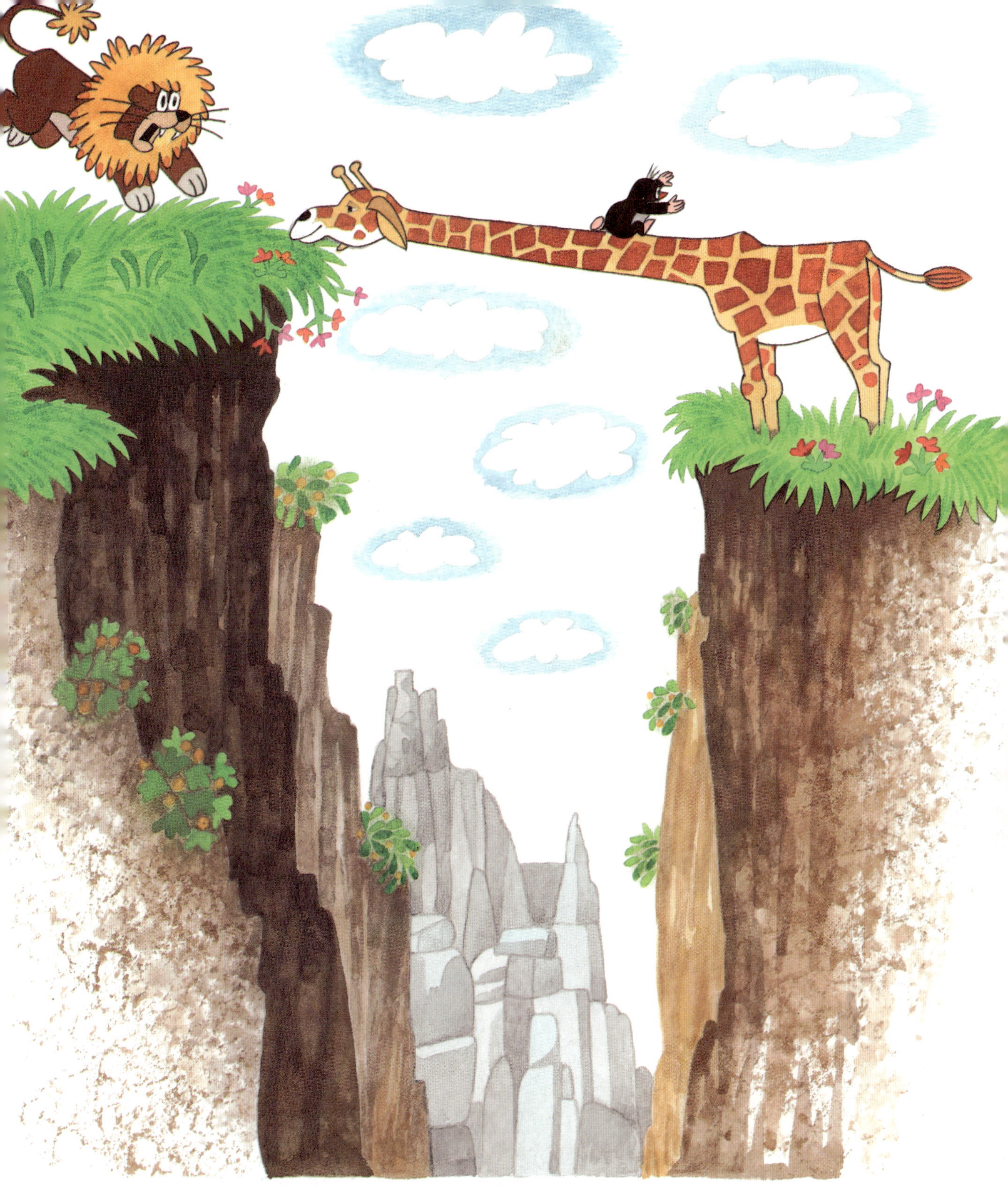

Was für ein Glück! Da ist plötzlich eine Giraffenhals-Brücke. Der Maulwurf rennt, so schnell er kann.

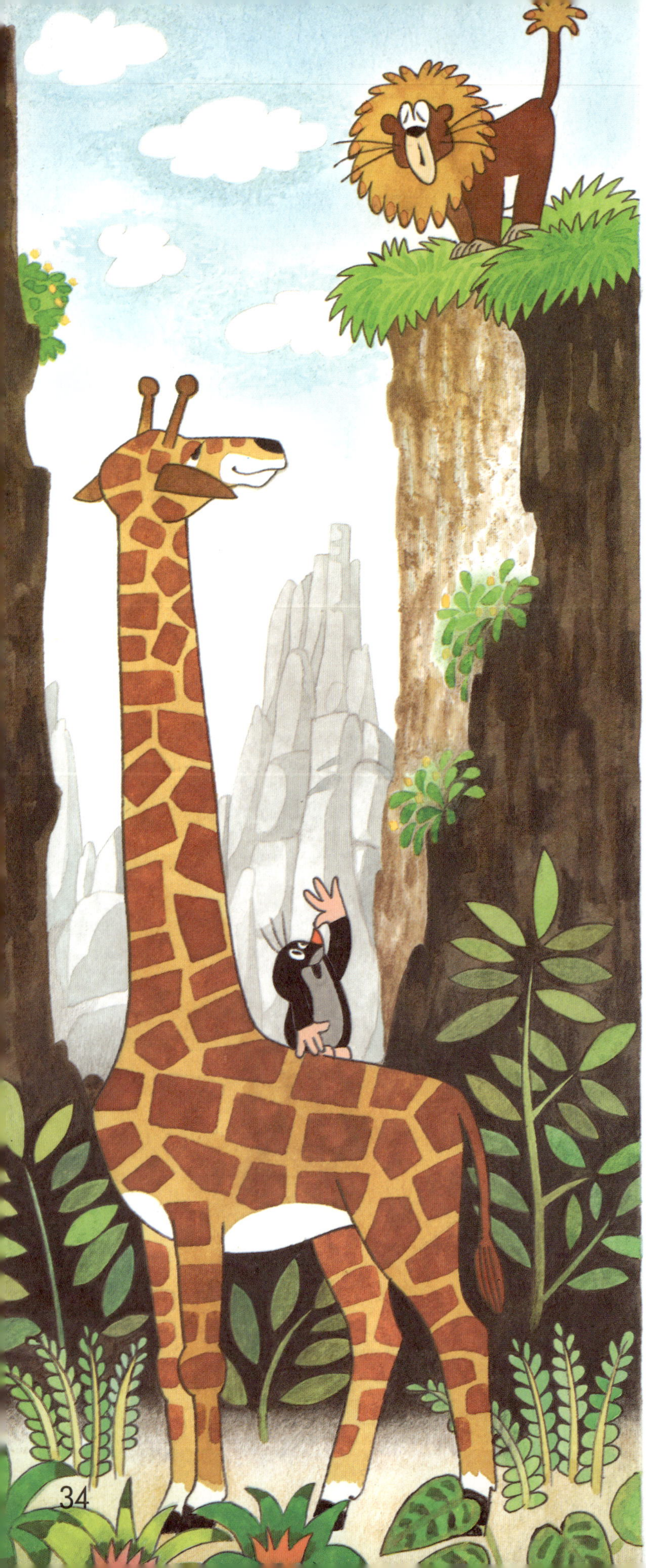

„Du blöde Giraffe! Du glaubst wohl, du bist die Größte!"

„Bin ich's etwa nicht?"

„Doch, das bist du", bestätigt der Maulwurf. „Vielen Dank für die Hilfe!"

Ein farbenprächtiger Papagei hat zugeschaut.
„Ist das Matricaria Chamomila?" fragt ihn der Maulwurf.
„Kann sein, kann auch nicht sein. Riech doch mal dran!" sagt der Papagei mit Unschuldsmiene.

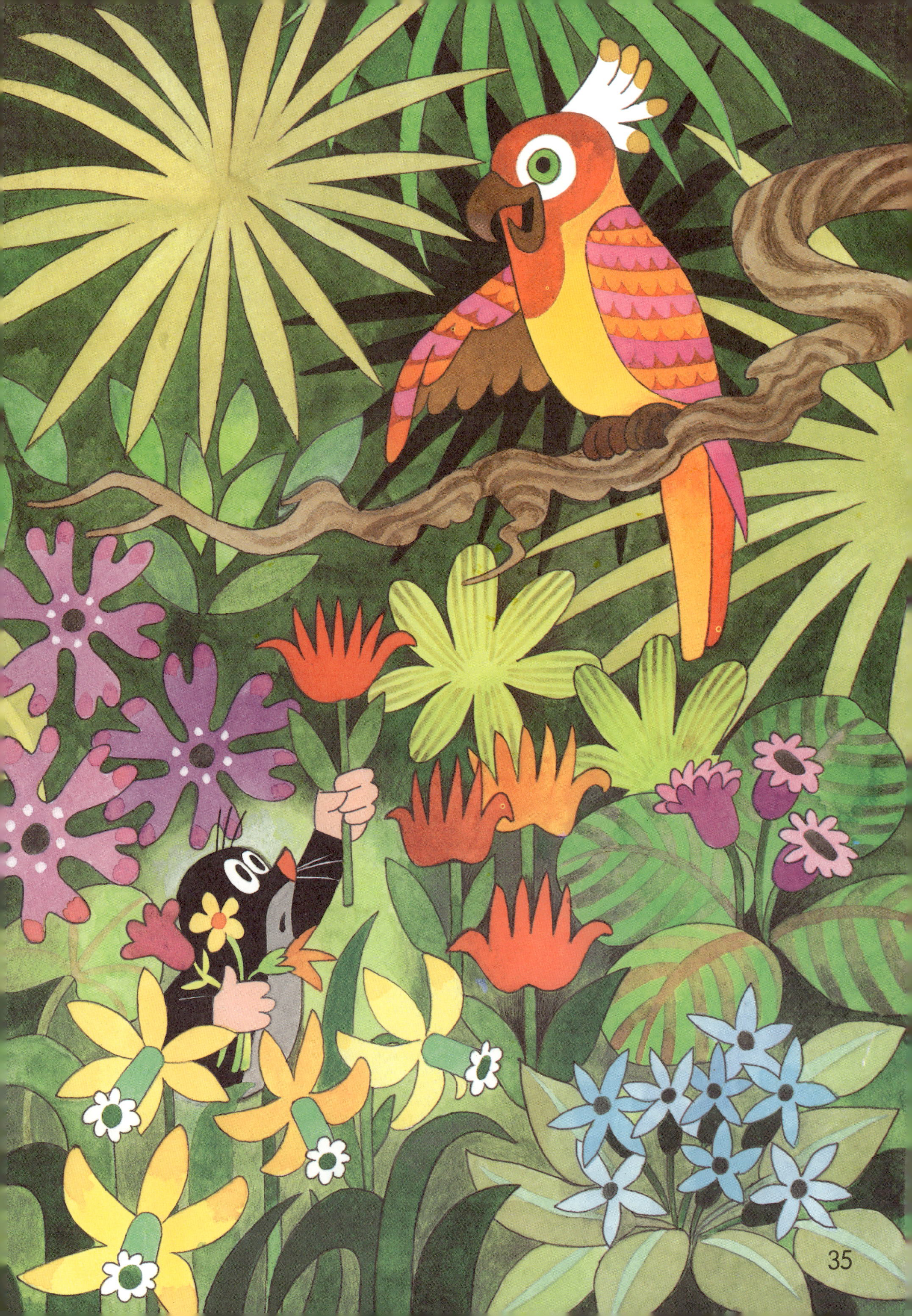

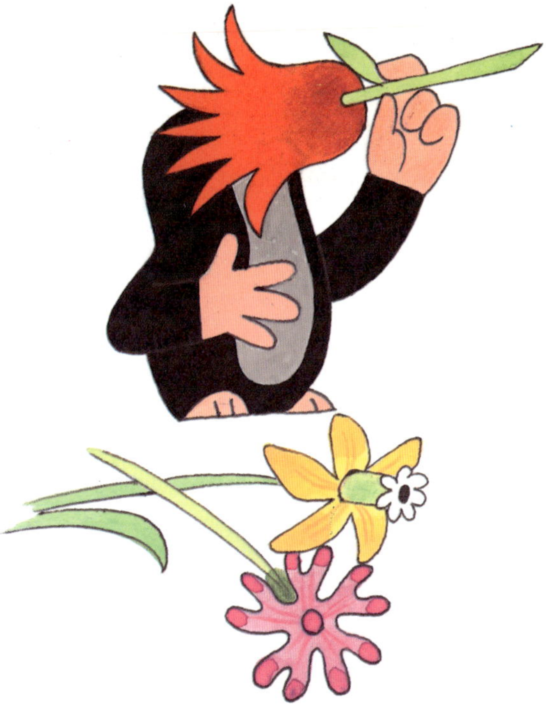

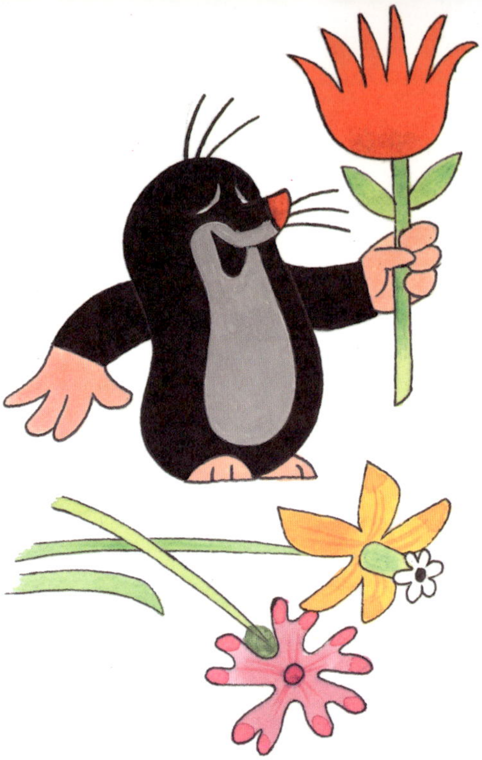

Die Blume duftet schwer und süß...

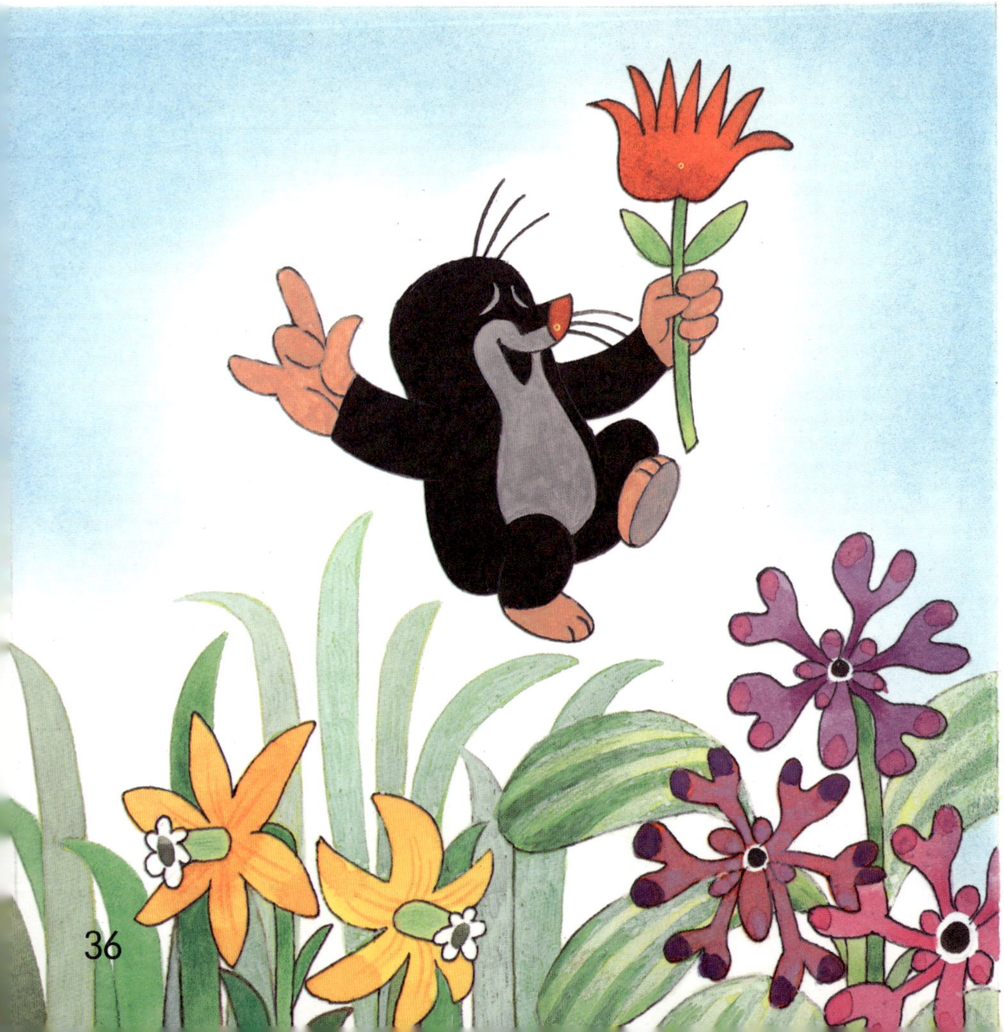

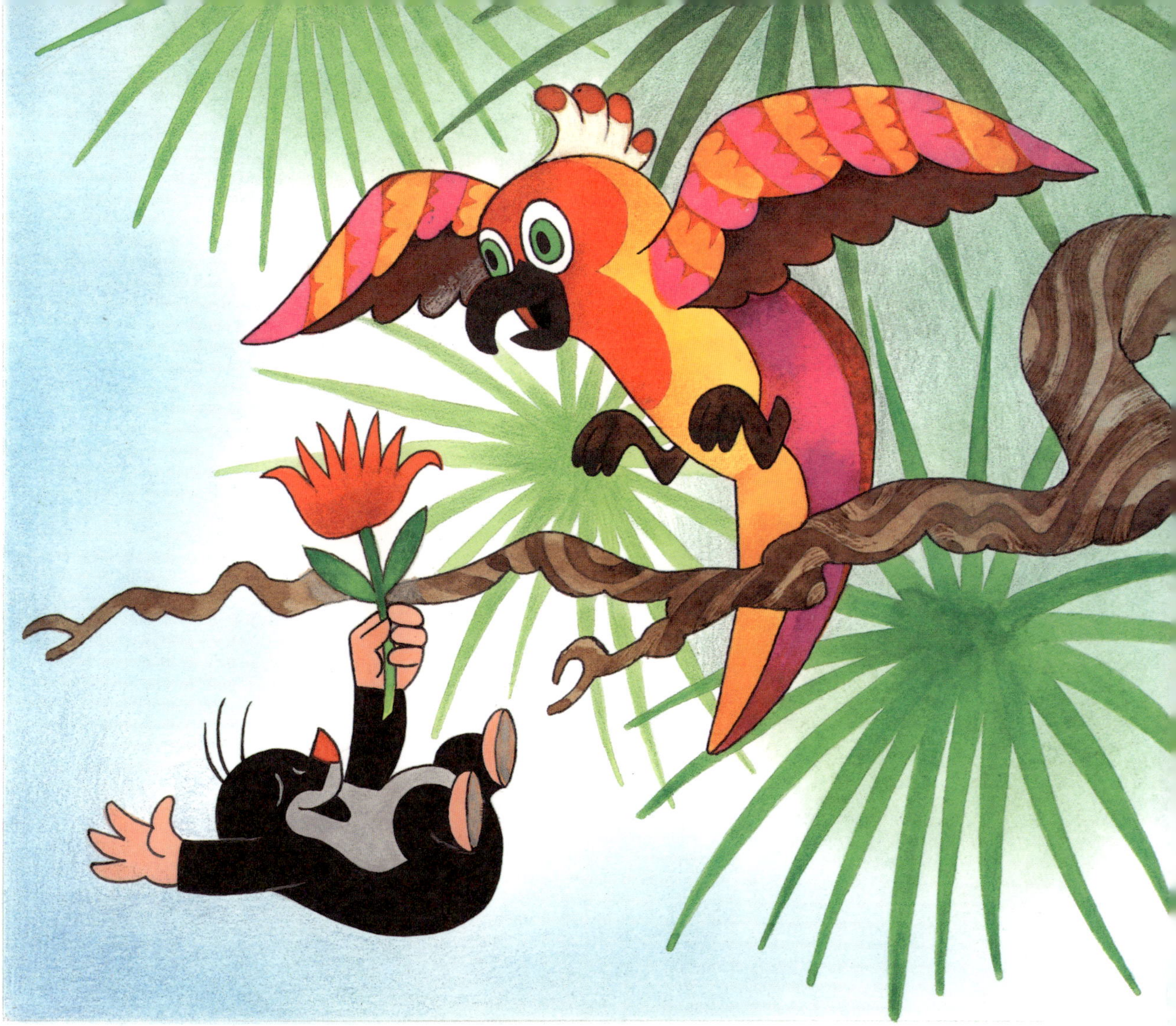

Der Maulwurf fällt sogleich in tiefen Schlaf. Wie ein kleiner schwarzer Luftballon schwebt er eine Zeitlang in der Luft.
Immer noch schlafend sinkt er ins grüne Gras.

„Hahaha, das ist eine tolle Nummer! Ich lach mich krank!" krächzt der Papagei.

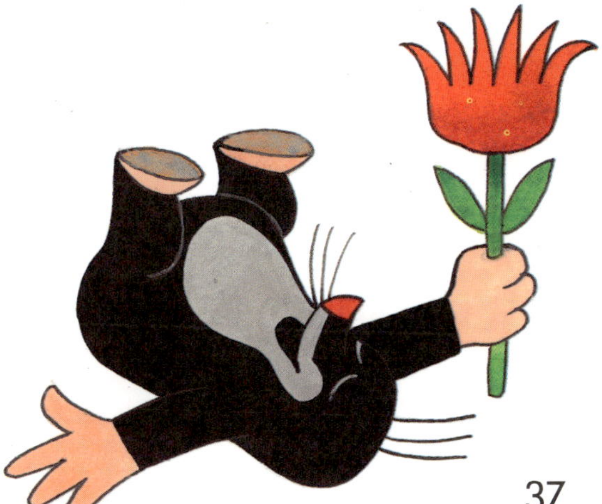

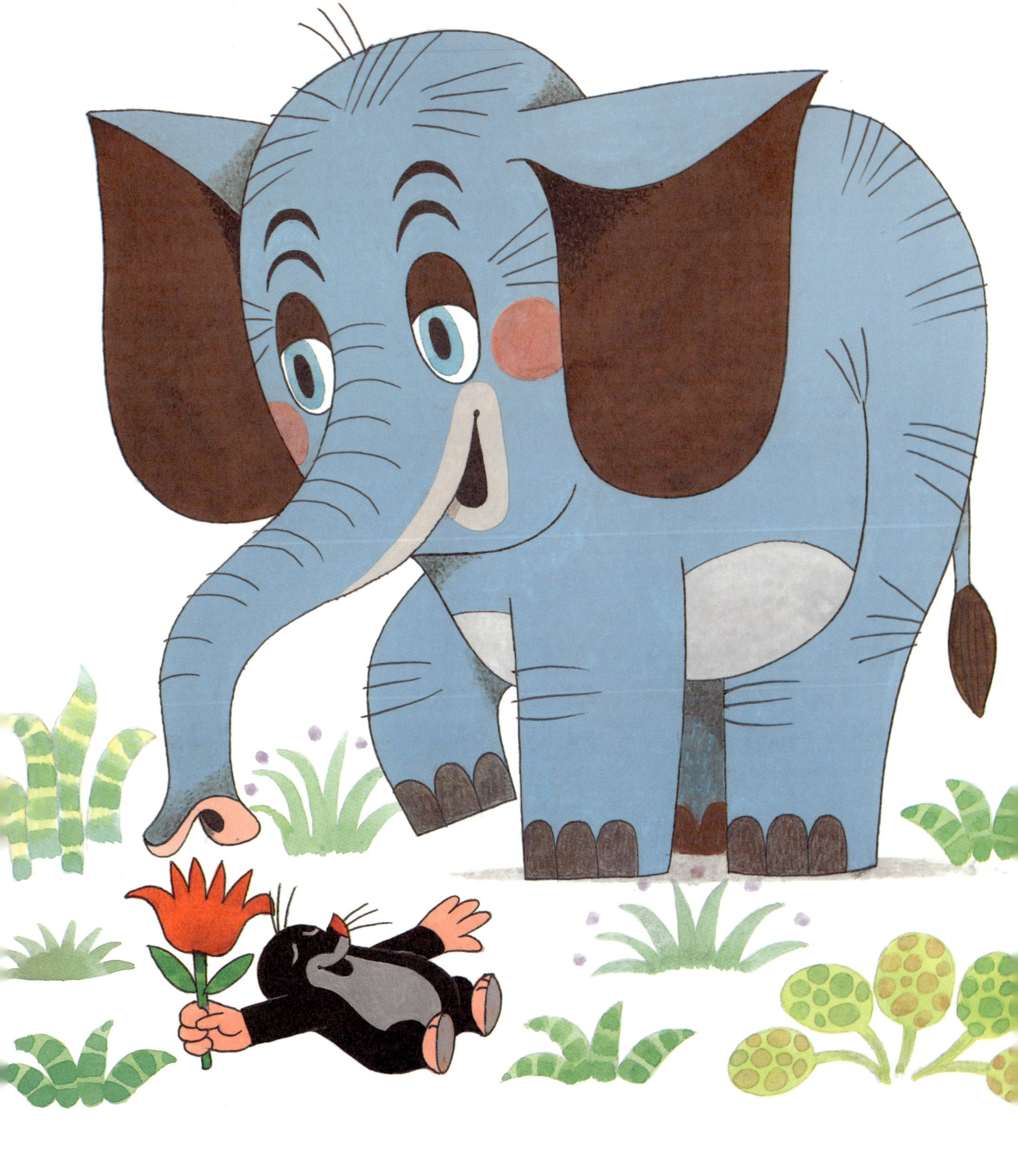

„Was duftet denn hier so süß?" fragt ein junger Elefant neugierig. Und schon schwebt auch er durch die Luft.

Als der Maulwurf aufwacht, ist er ganz verwirrt.

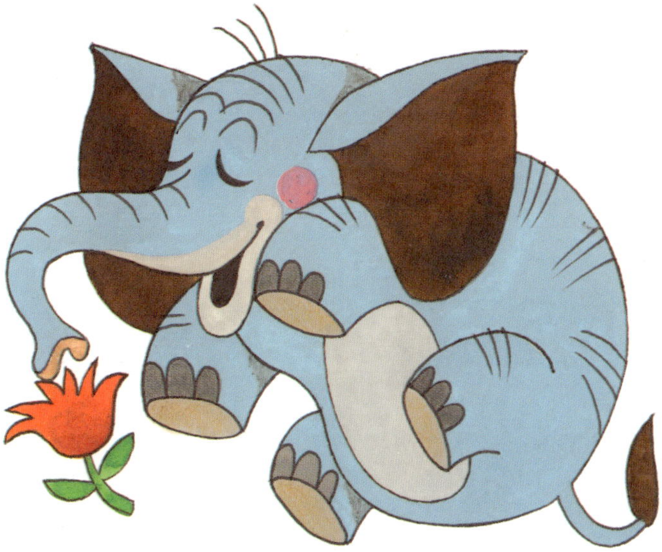

Er sieht einen fliegenden Elefanten mit einer roten Blume am Rüssel.

„Ach, so was möcht ich auch können!"

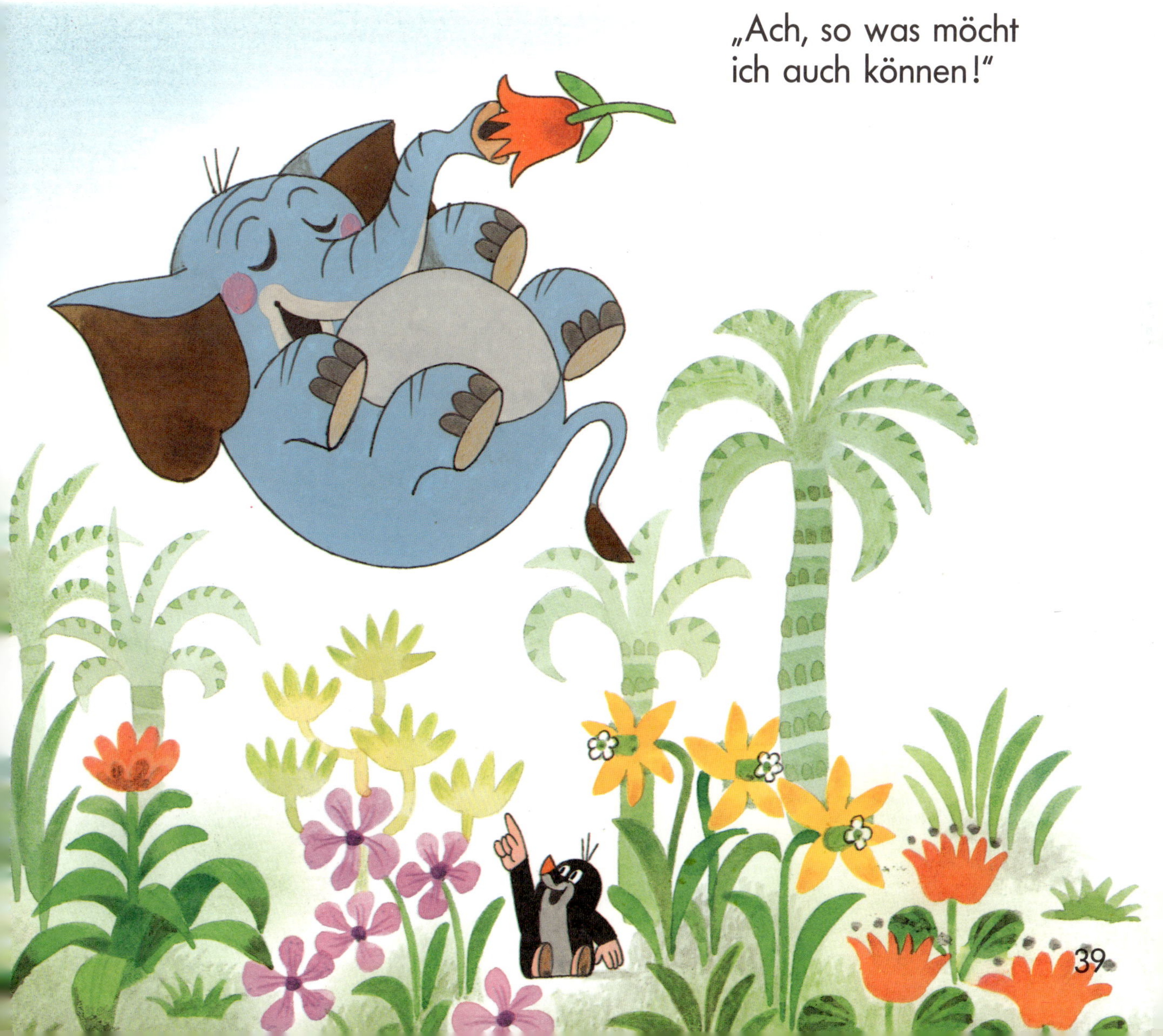

Der Elefant landet sanft auf dem Boden.

„He, du, gib mir meine Blume wieder!"

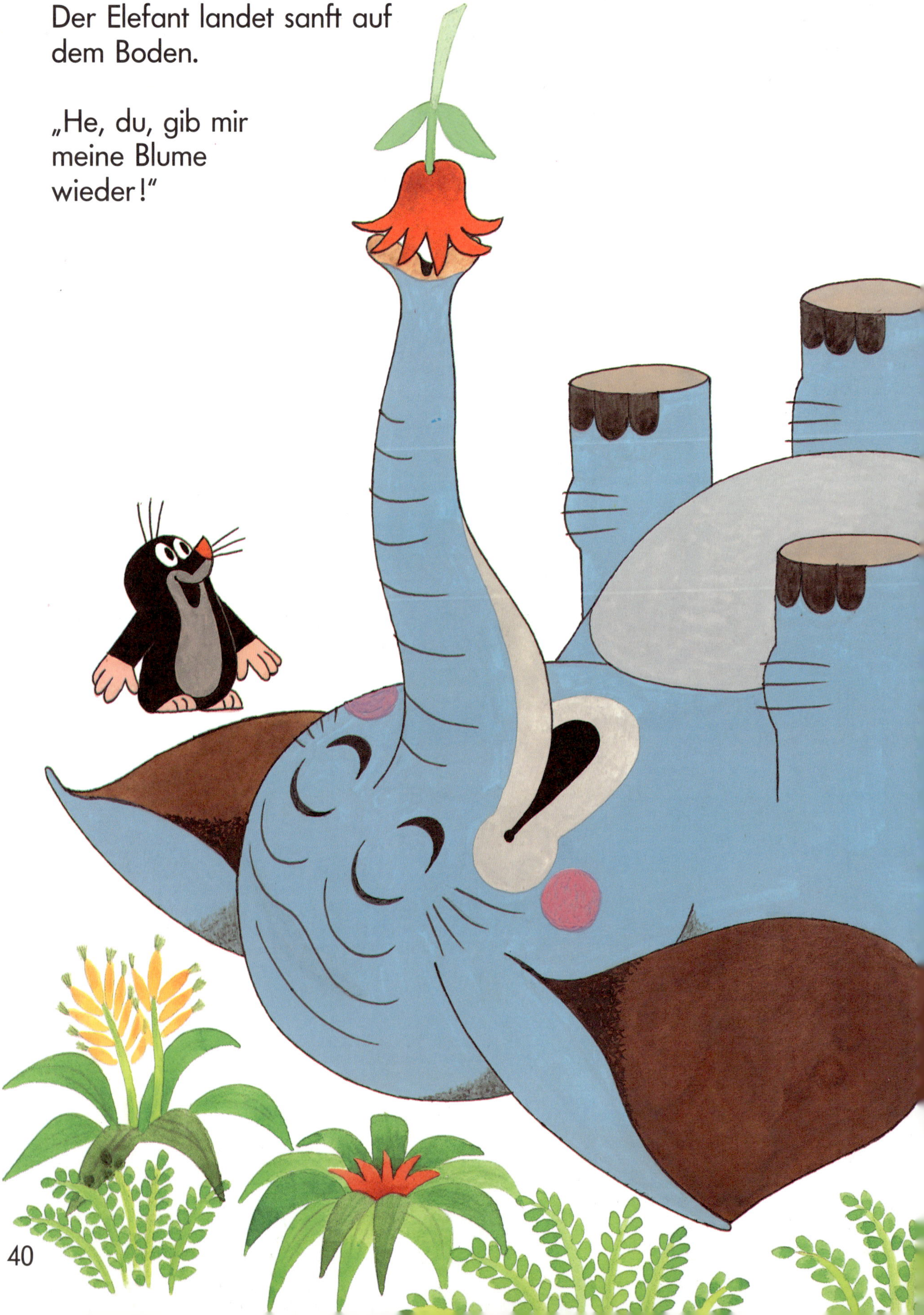

Der Elefant rührt sich nicht.
Der Maulwurf aber verliert die Geduld.

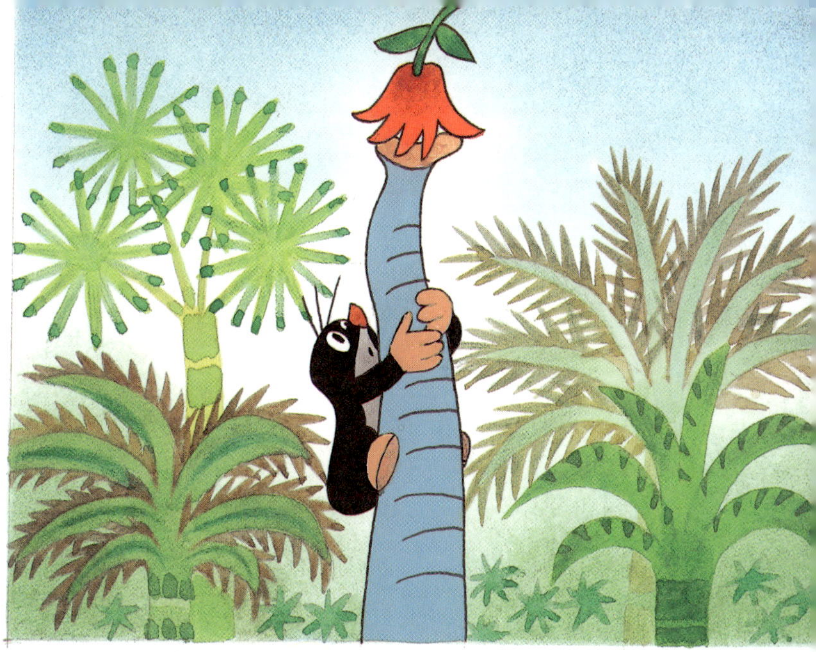

Nun reicht's dem Elefanten. „Das muß ich mir nicht gefallen lassen!" denkt er.

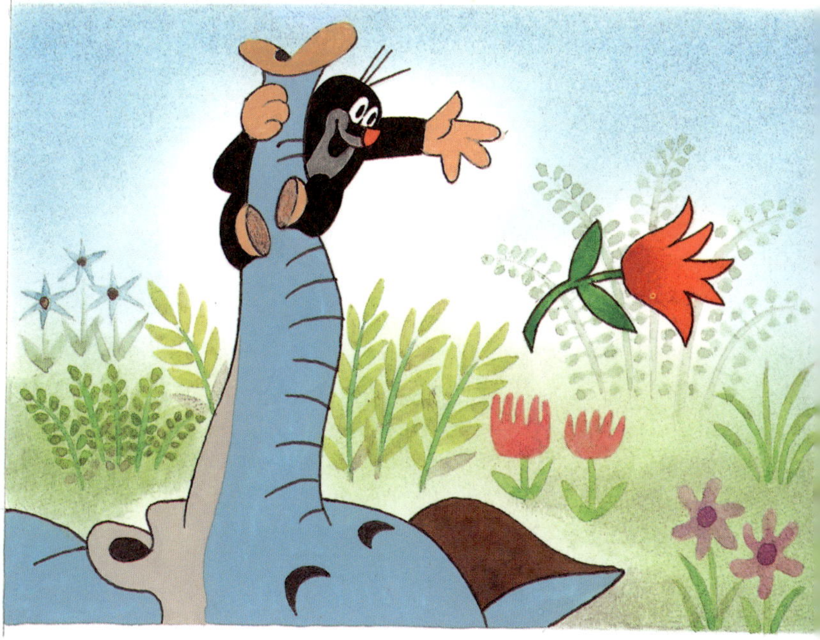

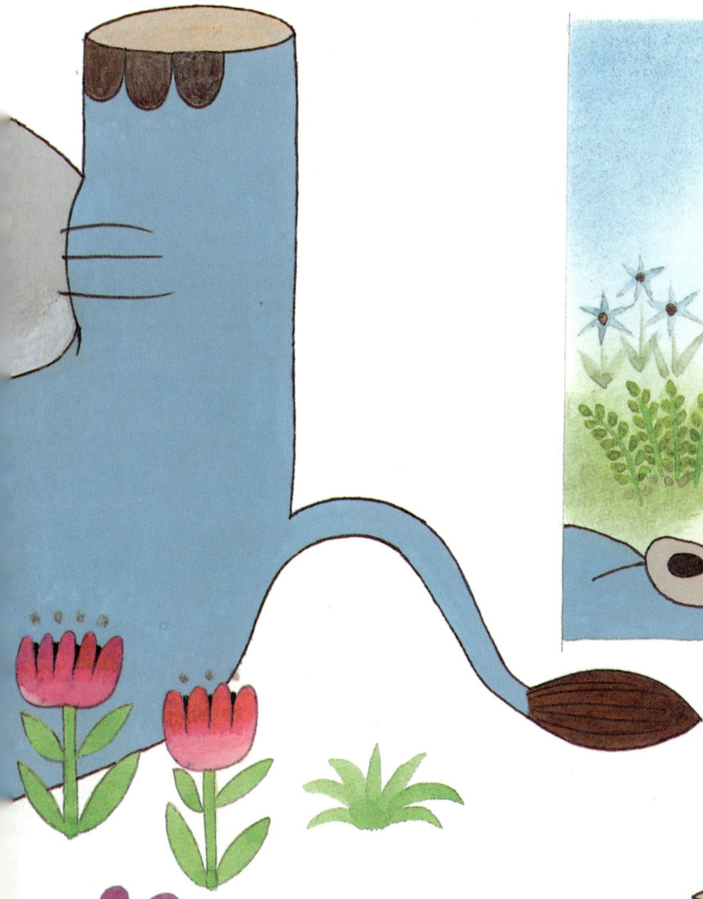

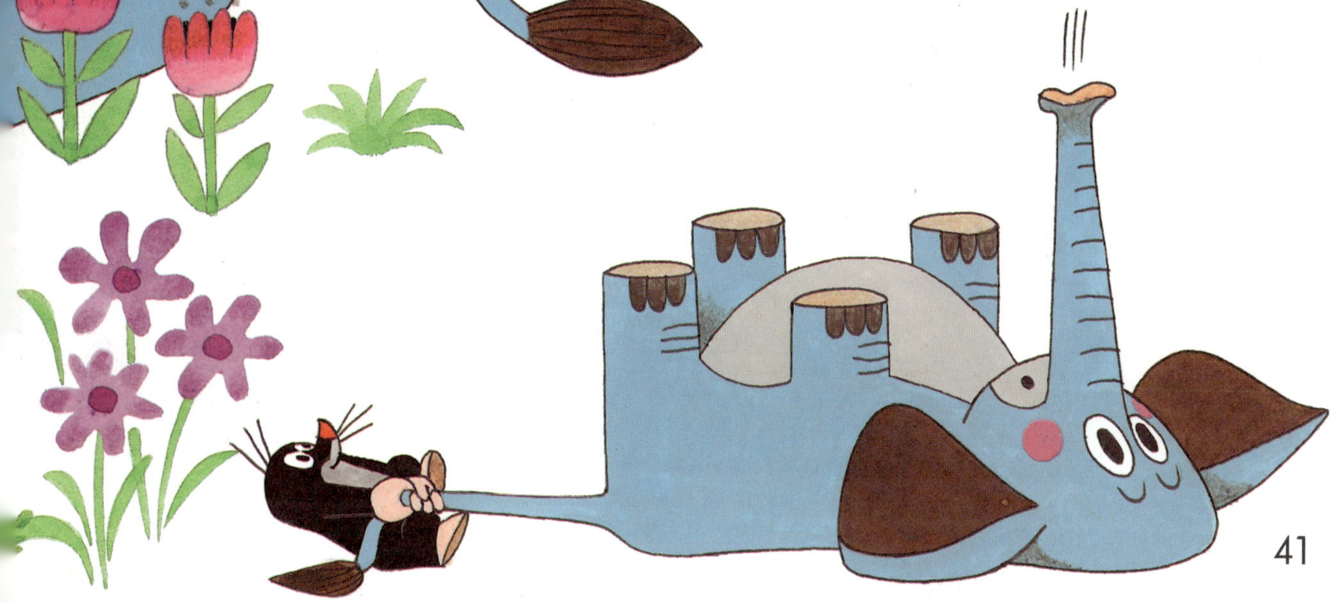

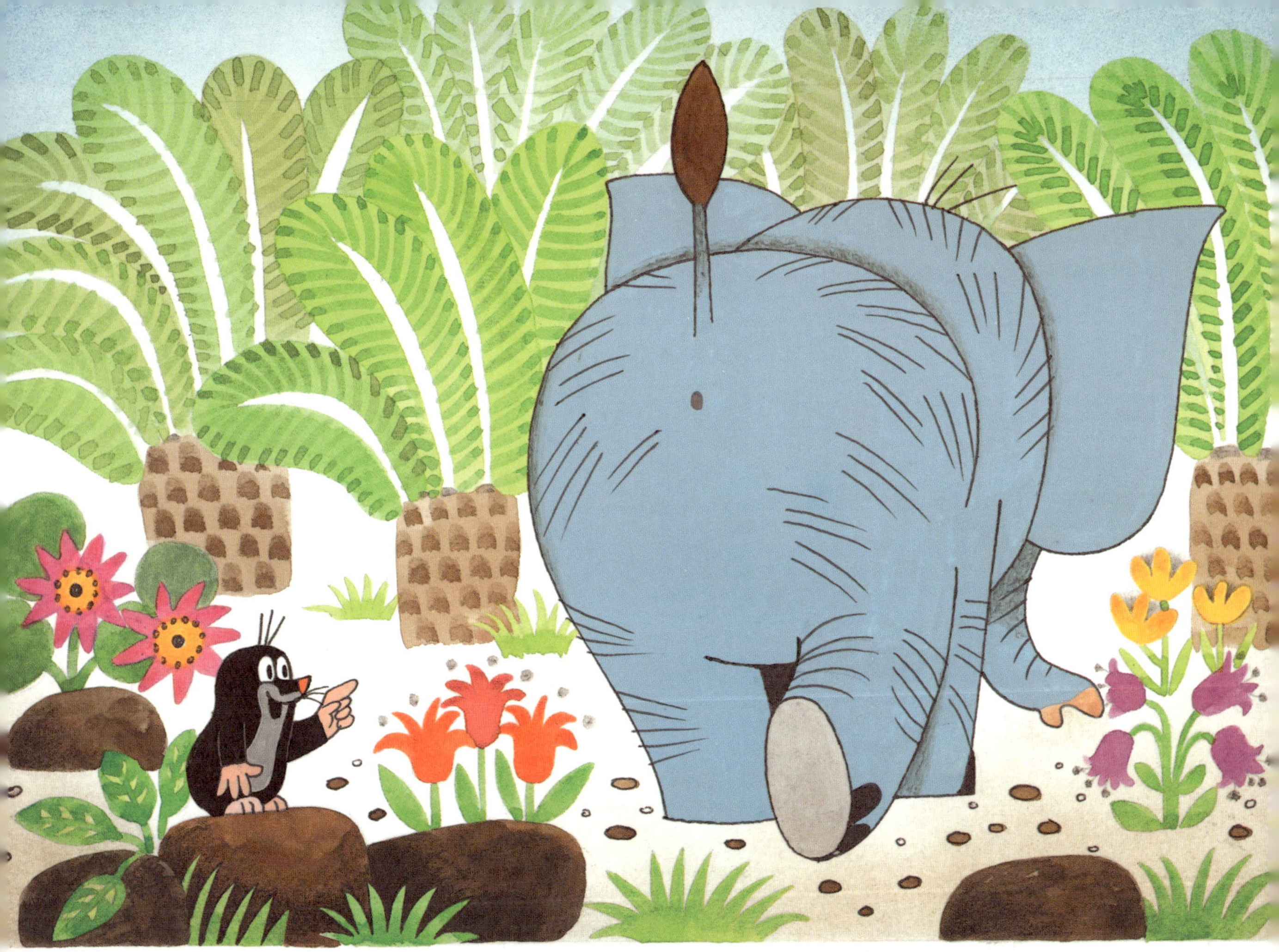

Er zeigt dem Maulwurf seine Kehrseite und stampft beleidigt davon.

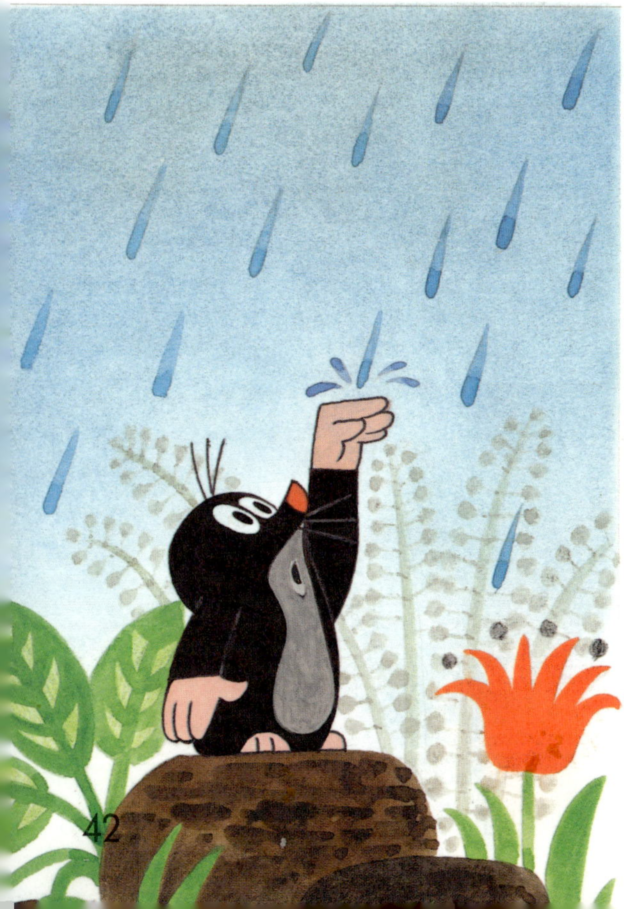

„Oje, der Regen hat mir gerade noch gefehlt!" seufzt der Maulwurf.

Und wie es schüttet!
Das Wasser steigt
und steigt.

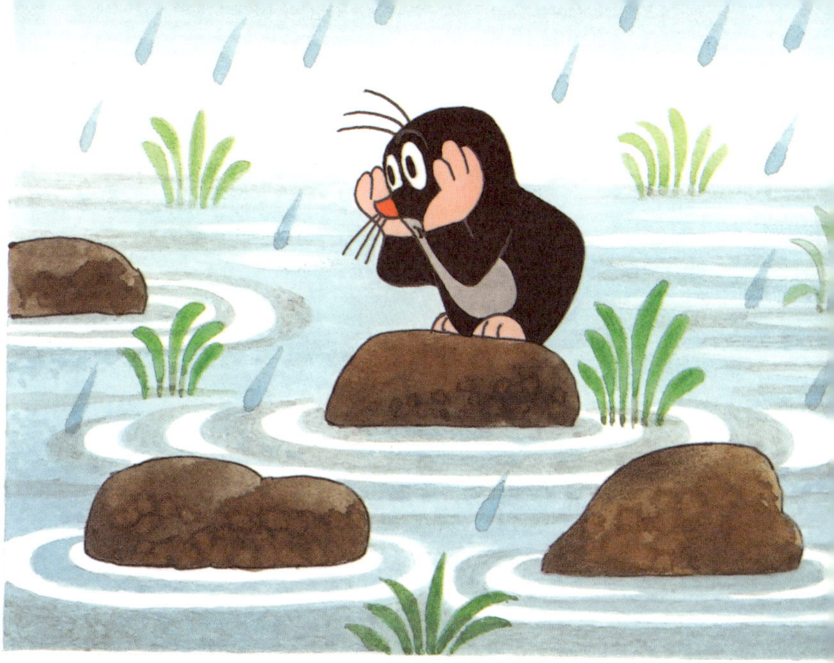

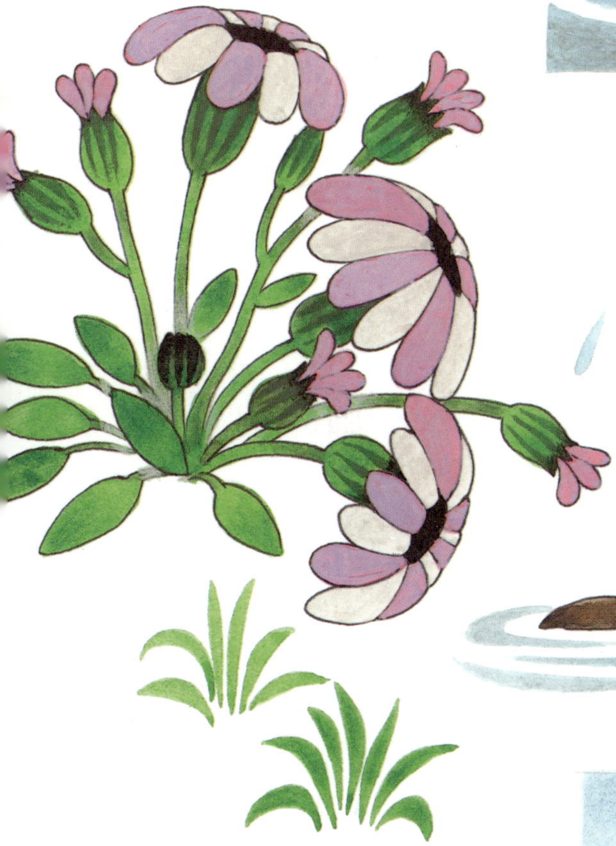

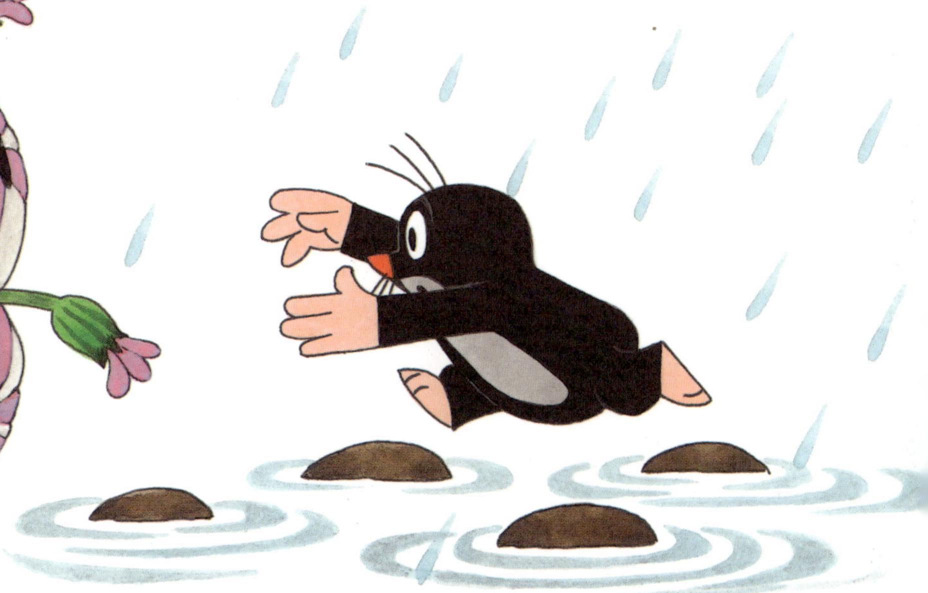

Aber der Maulwurf
weiß sich zu helfen.

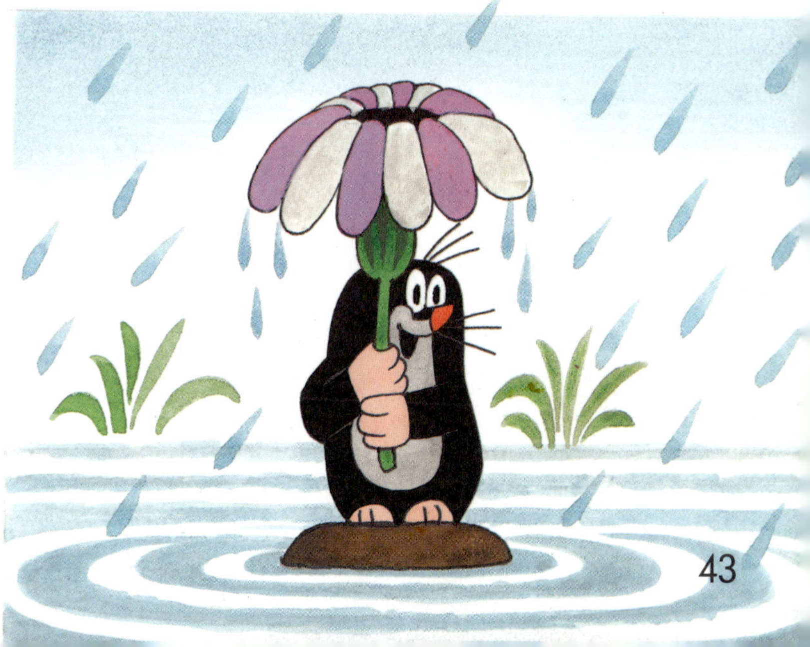

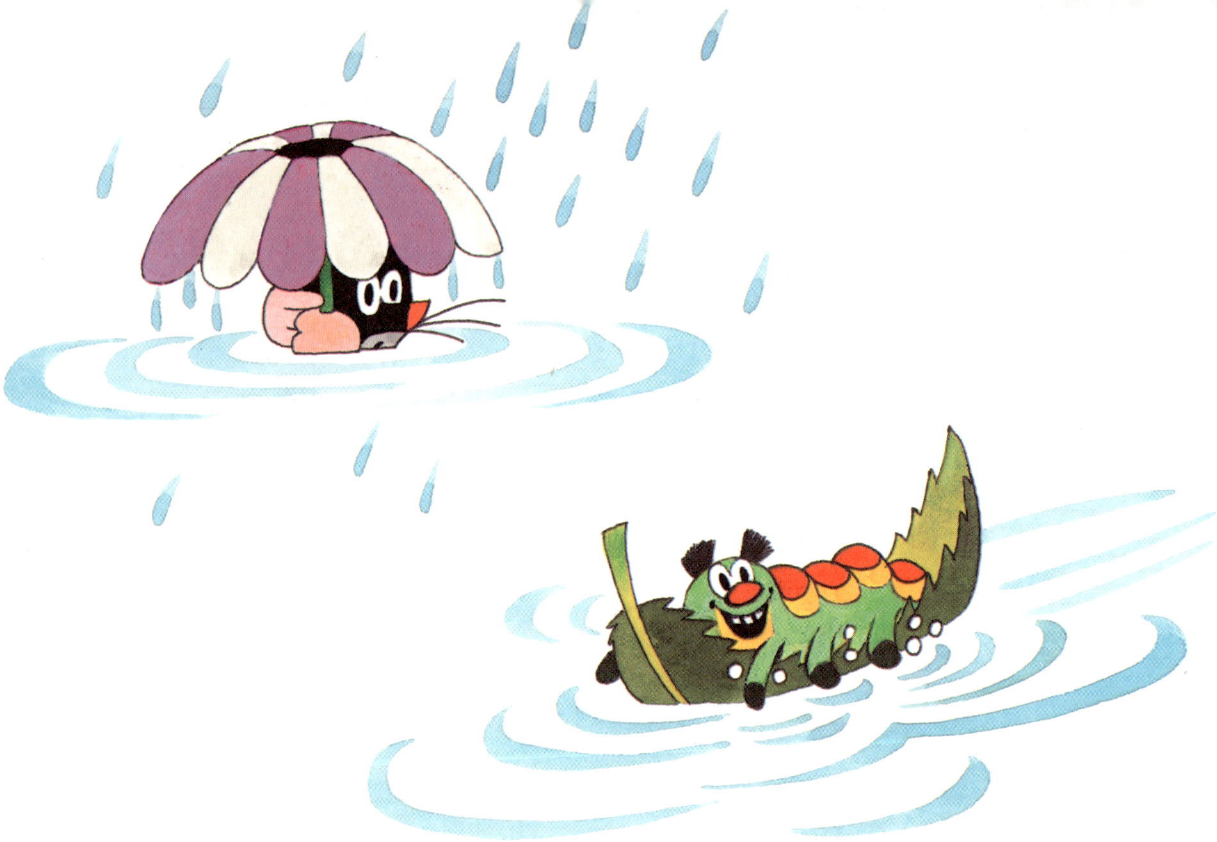

Allzuviel nützt dem Maulwurf sein Blumenschirm nicht.
Da hatte die kleine Raupe eine bessere Idee!
„Hast du was gegen Nachmachen?" fragt der Maulwurf.

Doch das lustige Paddeln dauert nicht lange.

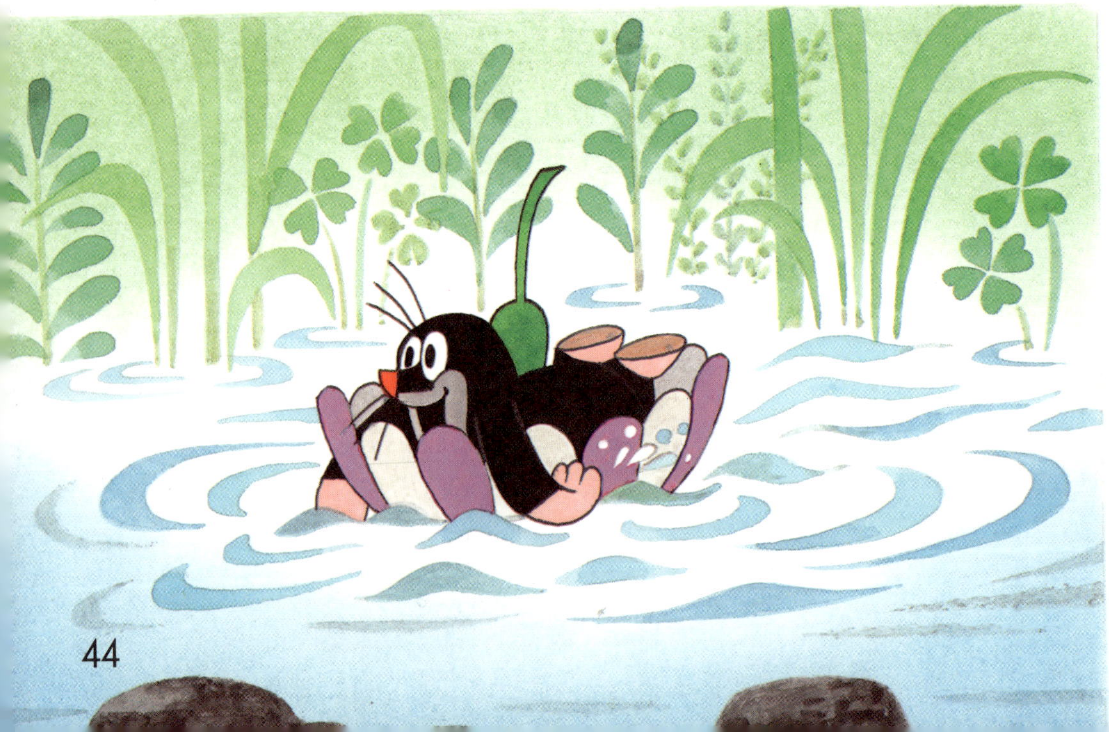

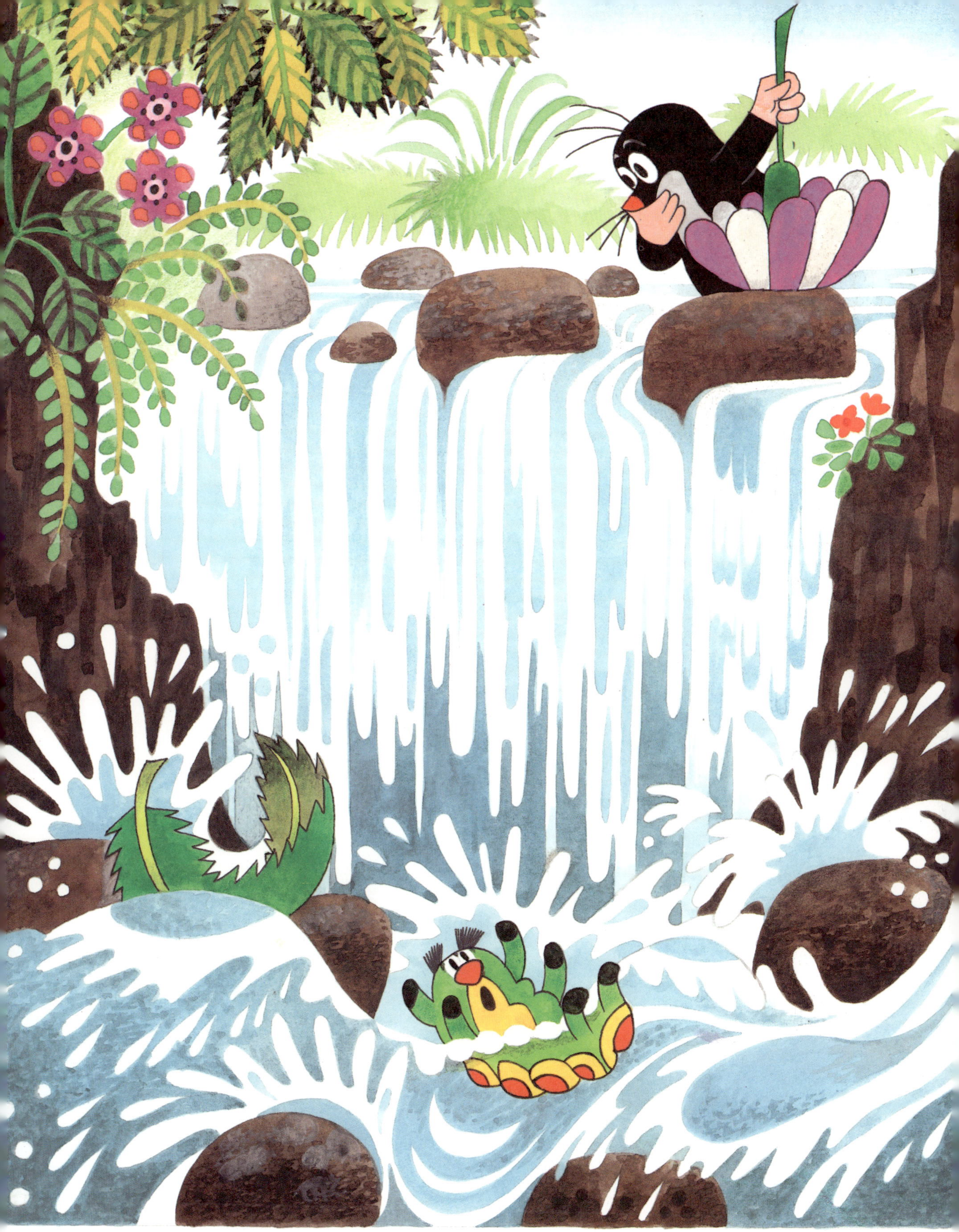

Ein Wasserfall reißt die Raupe in die Tiefe.

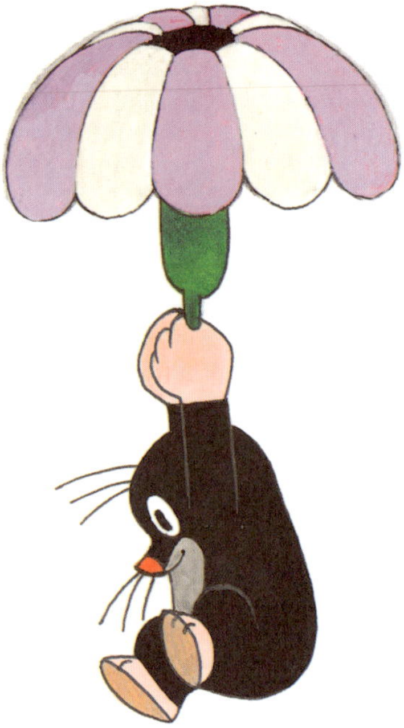

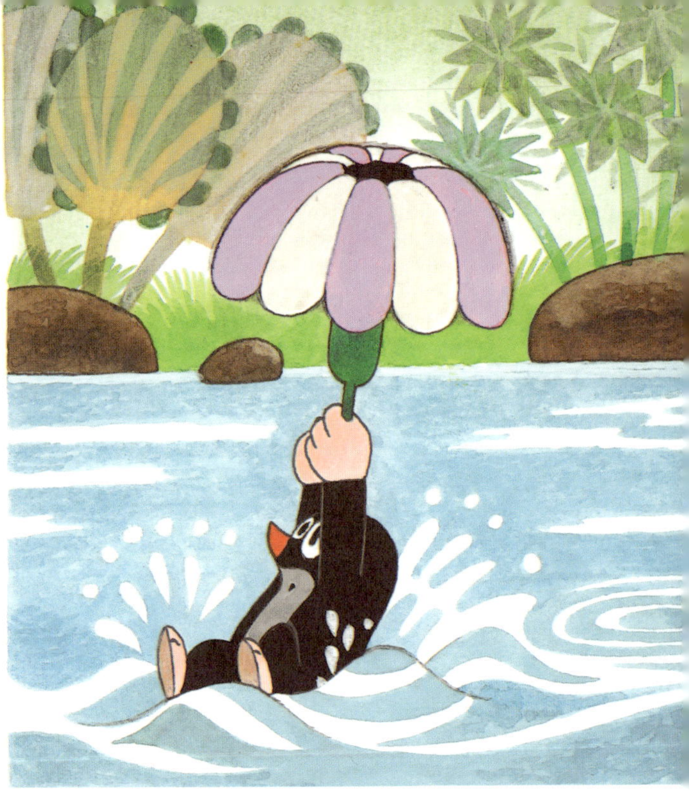

Wie mit einem Fallschirm landet der Maulwurf mit seiner Blume im Wasser.

„Komm, ich hab für dich eine Insel gemacht!"

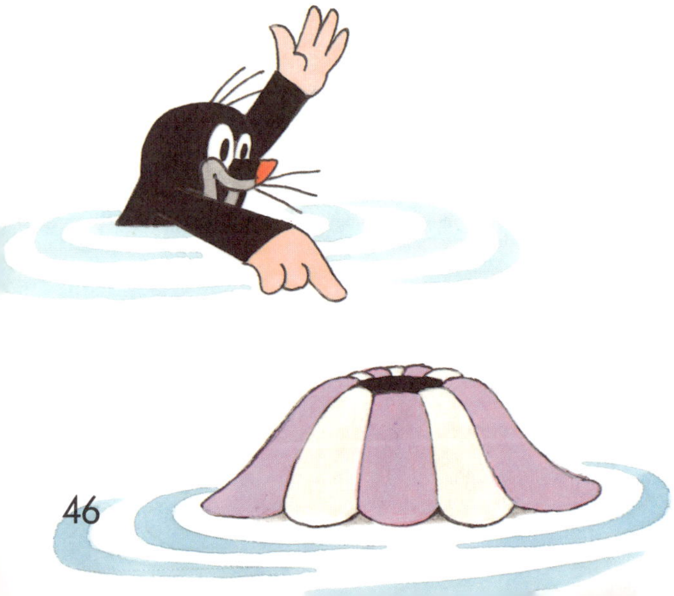

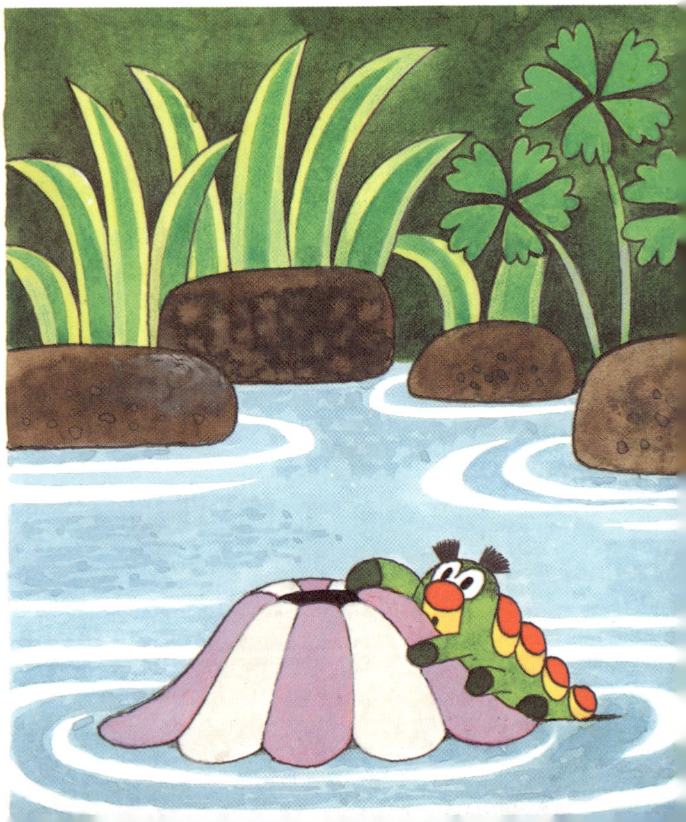

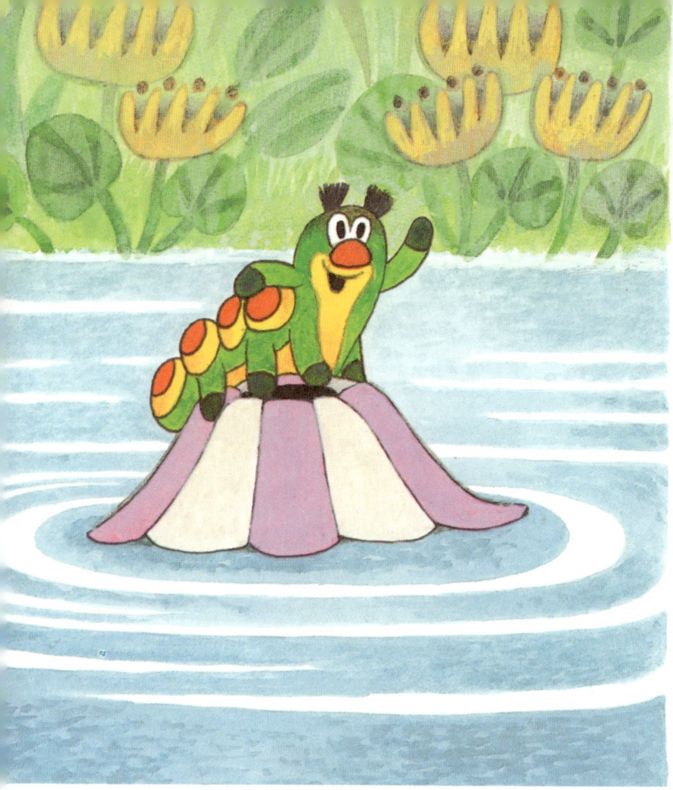

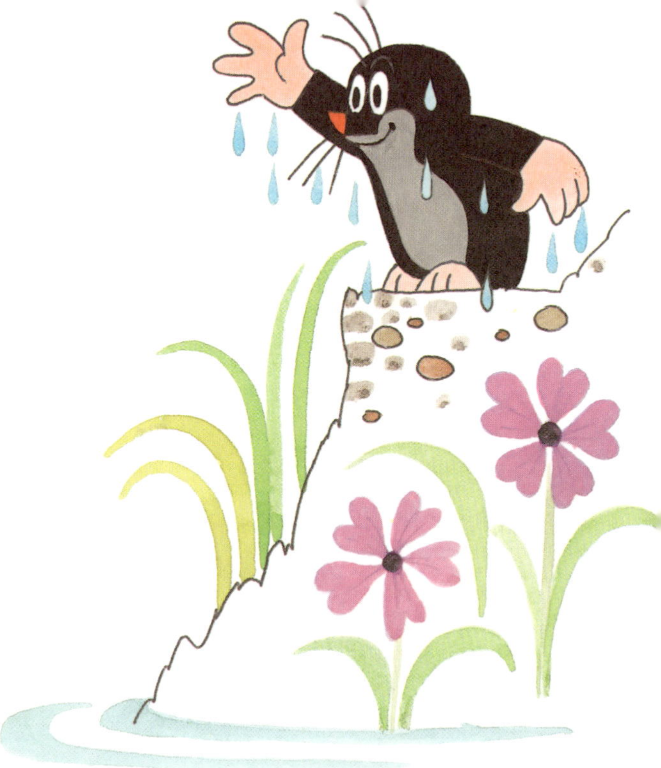

„Danke“, freut sich die Raupe
und klettert auf die Blume.

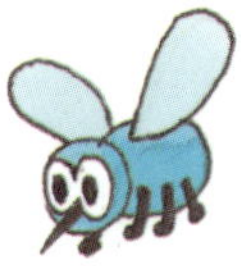

„Bzzz, hallo, Süßer!“ summt es
hinter dem Ohr des Maulwurfs.
„Hau ab!“ Der Maulwurf schlägt
nach der Stechfliege.

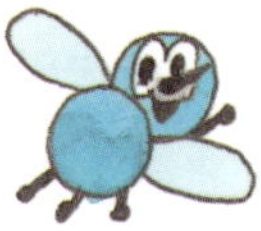

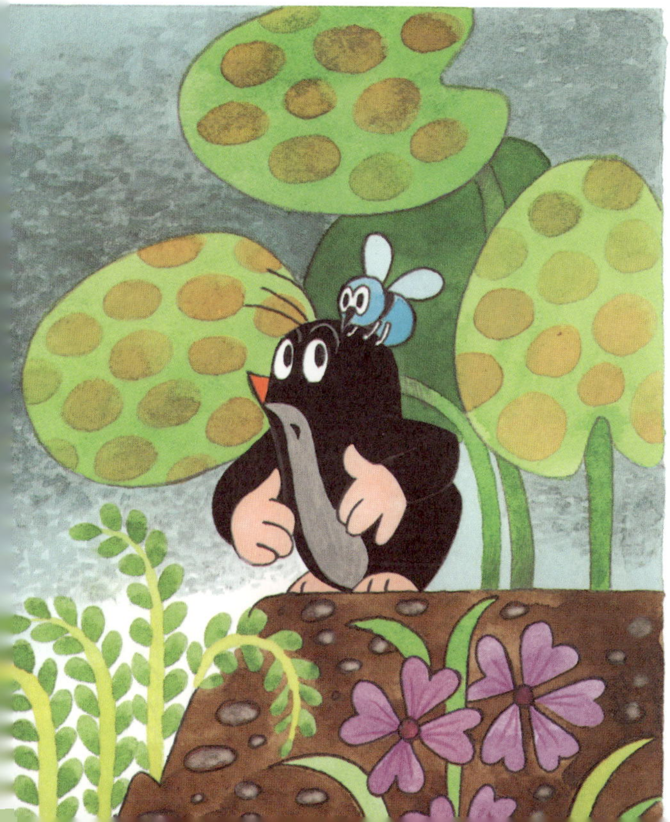

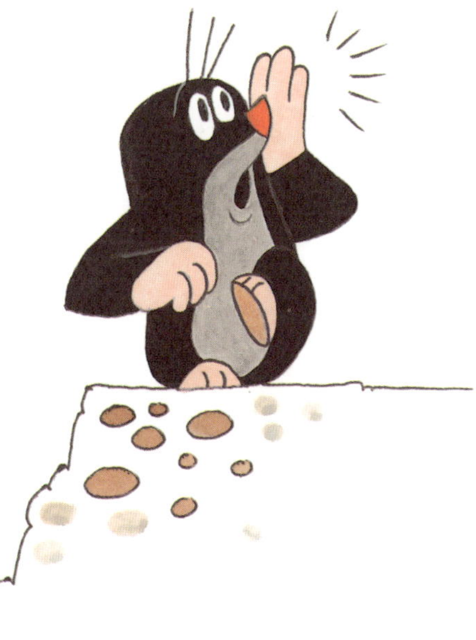

„Komm her, wenn du dich traust", kichert frech die Stechfliege.
„Ich komme! Aber wo bist du?"
„Hier!" Die dünne Fliegenstimme klingt dumpf und fern.
„Eben saß sie noch hier. Ob sie da reingefallen ist?" überlegt der Maulwurf und greift in die Blüte hinein.

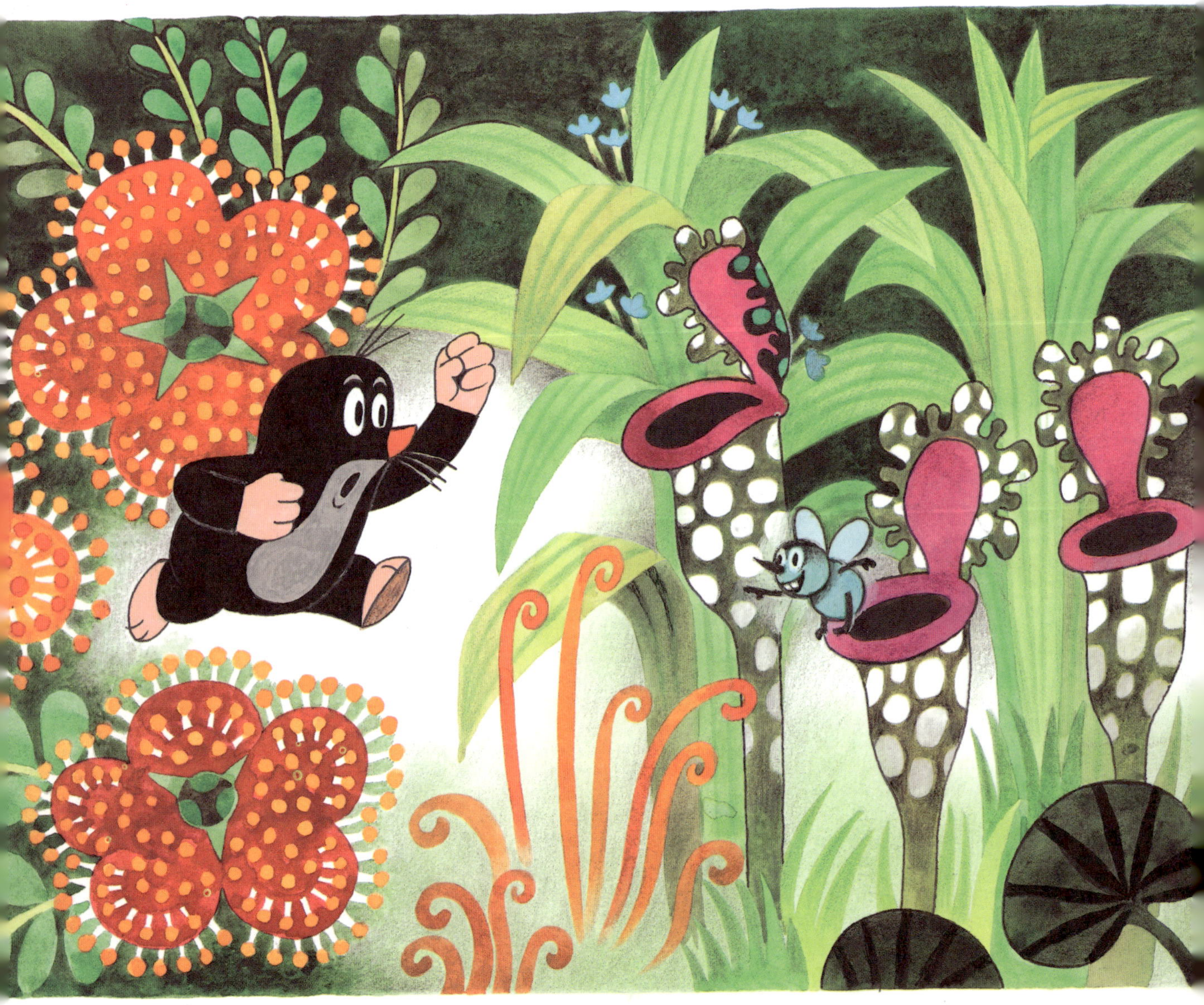

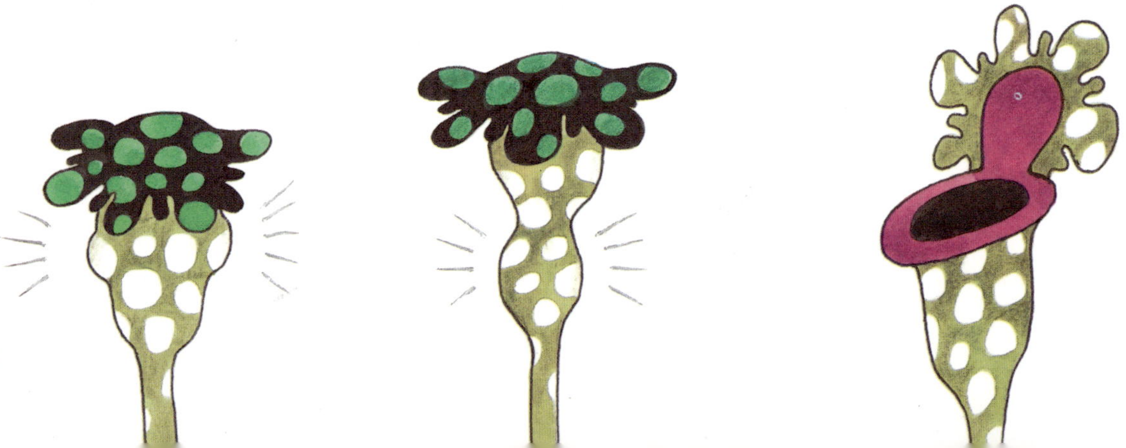

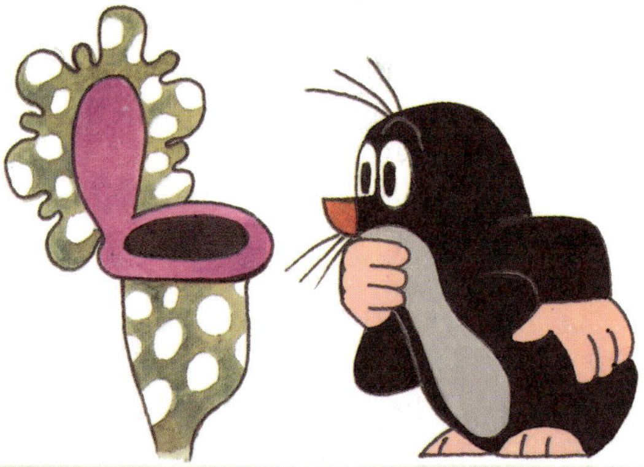
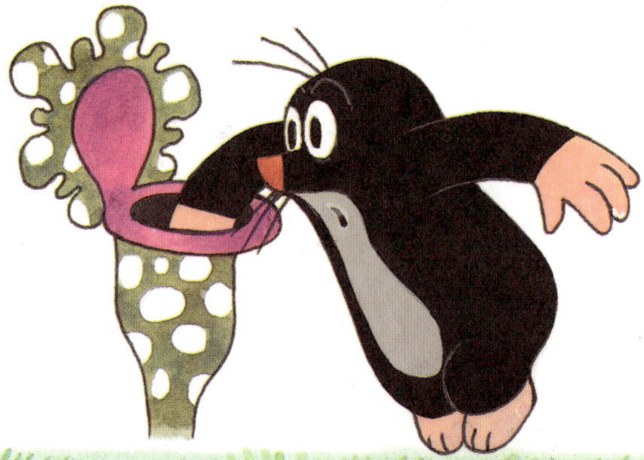
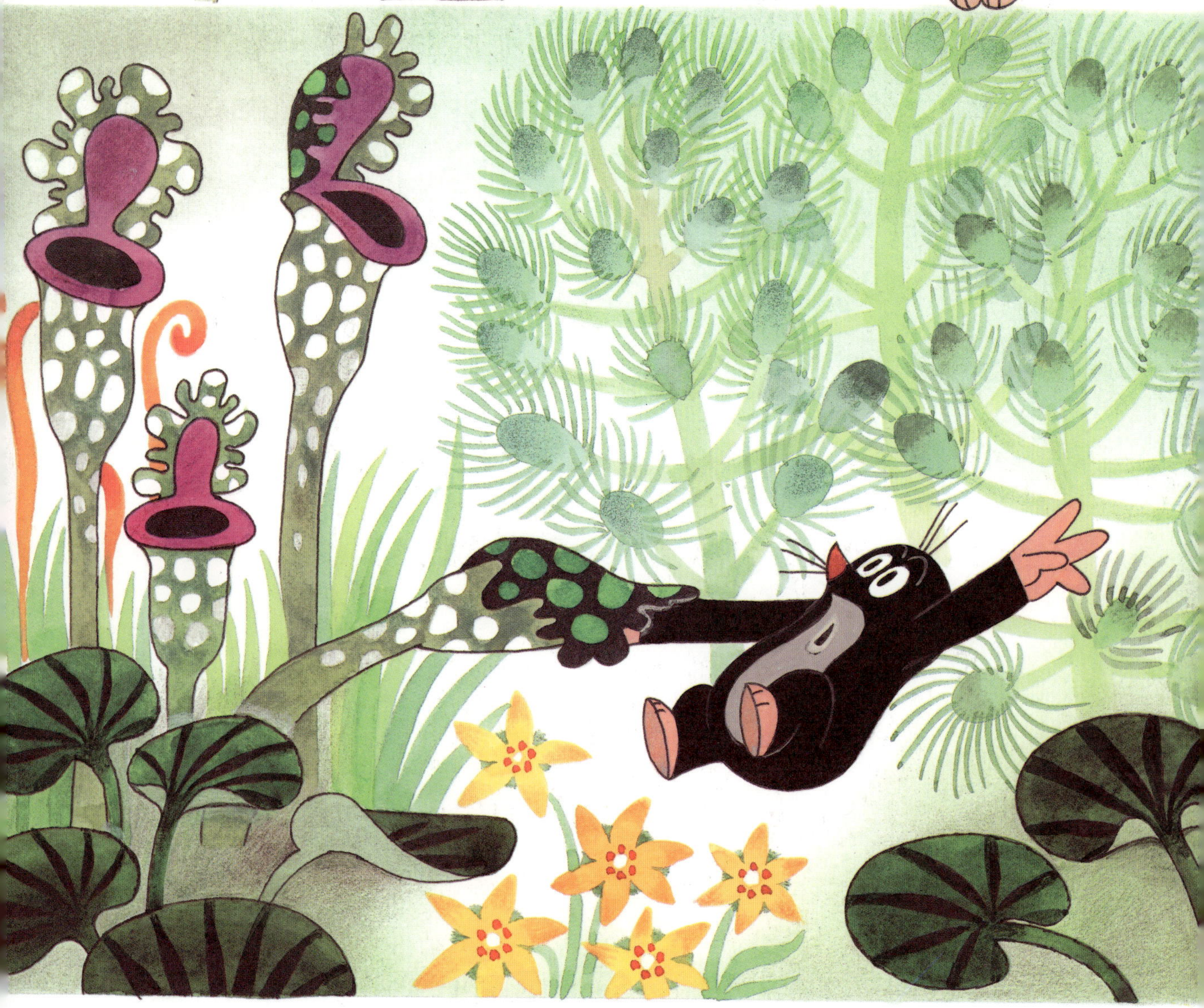

„Laß mich los! Was soll das?" Der Maulwurf kann sich von der fleischfressenden Pflanze kaum befreien. Erschrocken betrachtet er seinen Arm. „Der ist ja doppelt so lang wie vorher!"

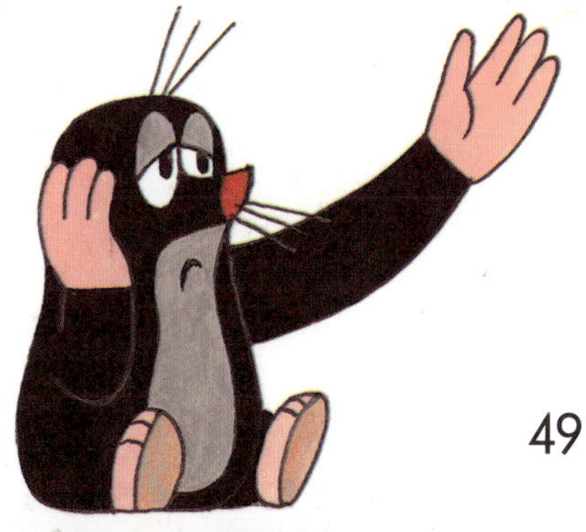

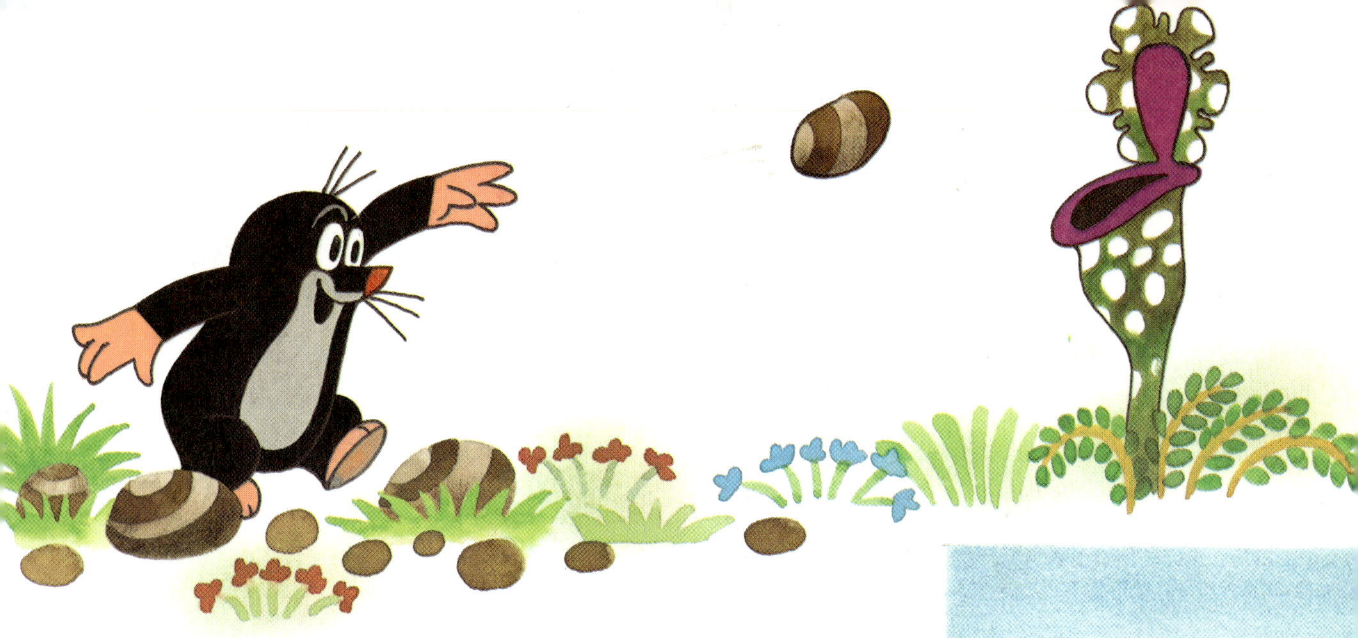

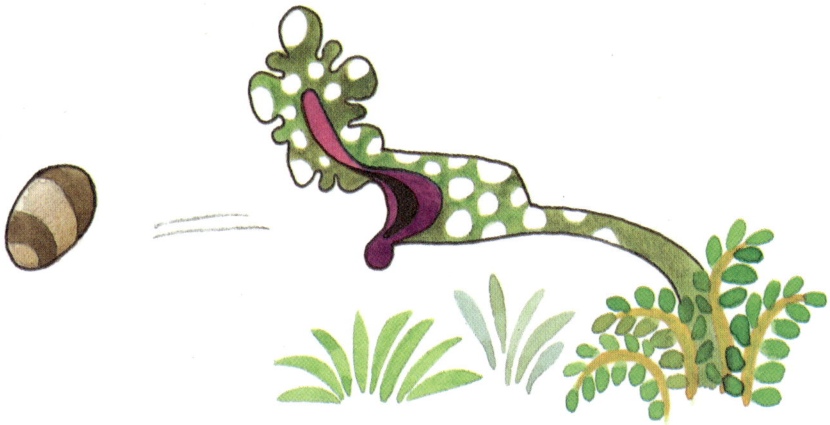

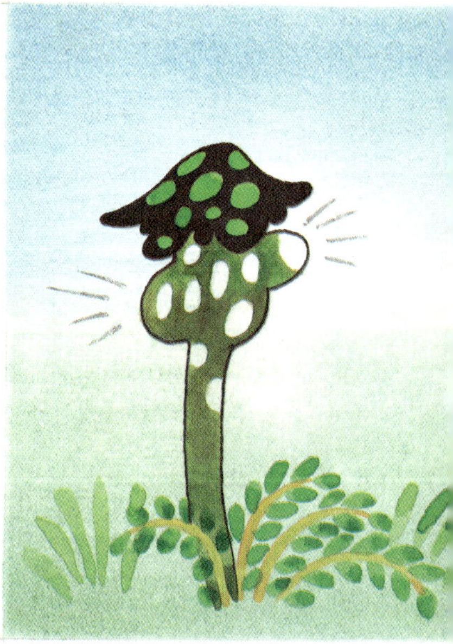

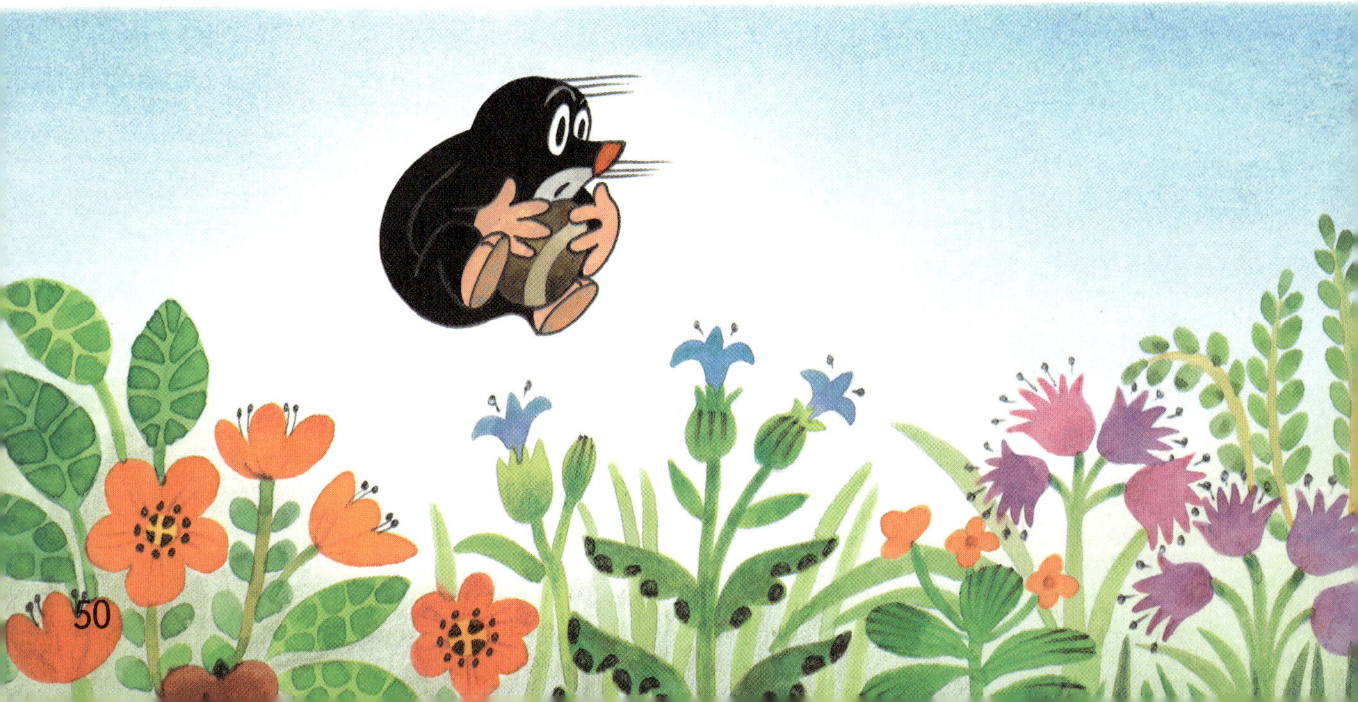

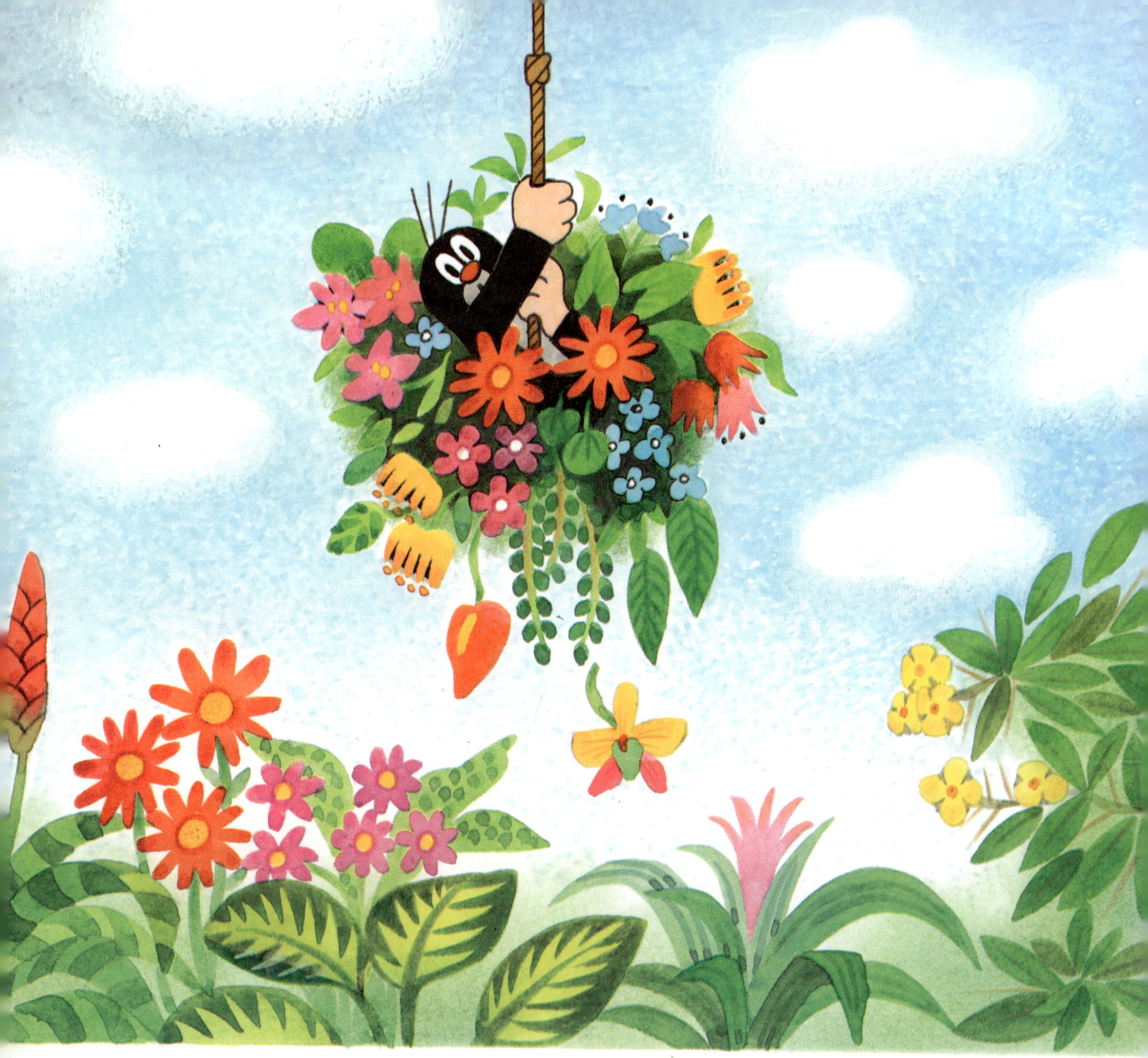

„Na warte, du bekommst was zu fressen!"
Der Maulwurf greift nach einem Stein.
Ganz kurz läßt sich die Pflanze täuschen, doch dann spuckt sie den harten Brocken kraftvoll wieder heraus.
Auf diesen Gegenangriff war der Maulwurf nicht vorbereitet.
Sein unfreiwilliger Flug endet in einem Blumenstrauch.

Endet? Nein, er beginnt!

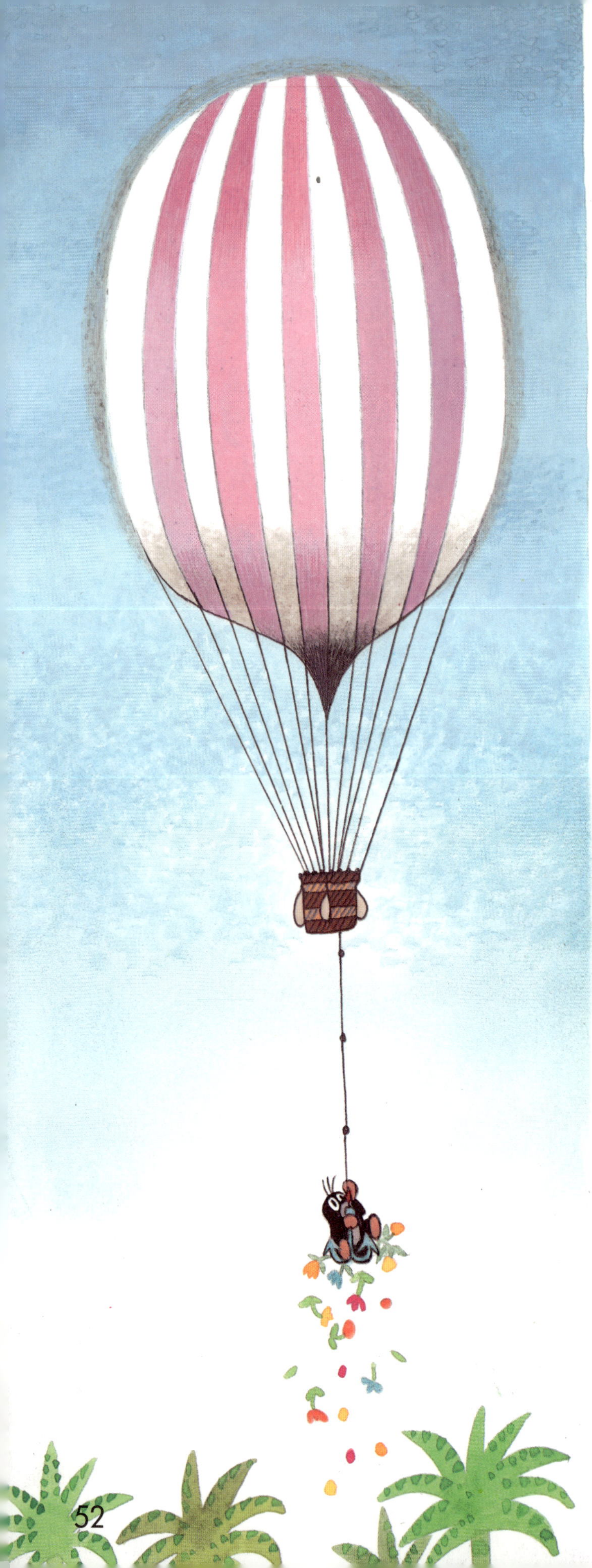

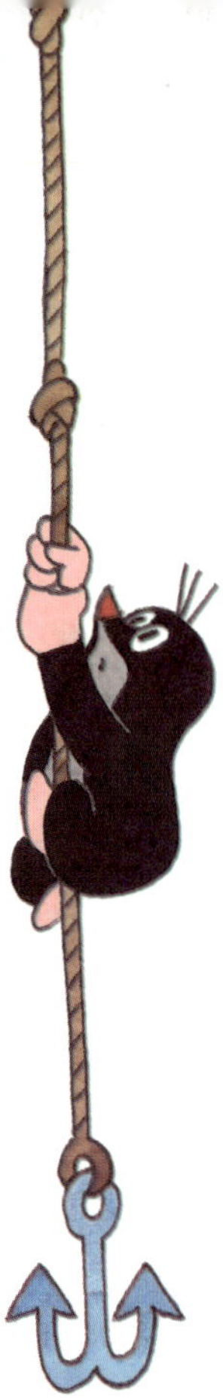

In dem Strauch hatte sich nämlich der Anker eines Ballons verfangen. Nun löst er sich, und der alte verlassene Ballon ist wieder frei.

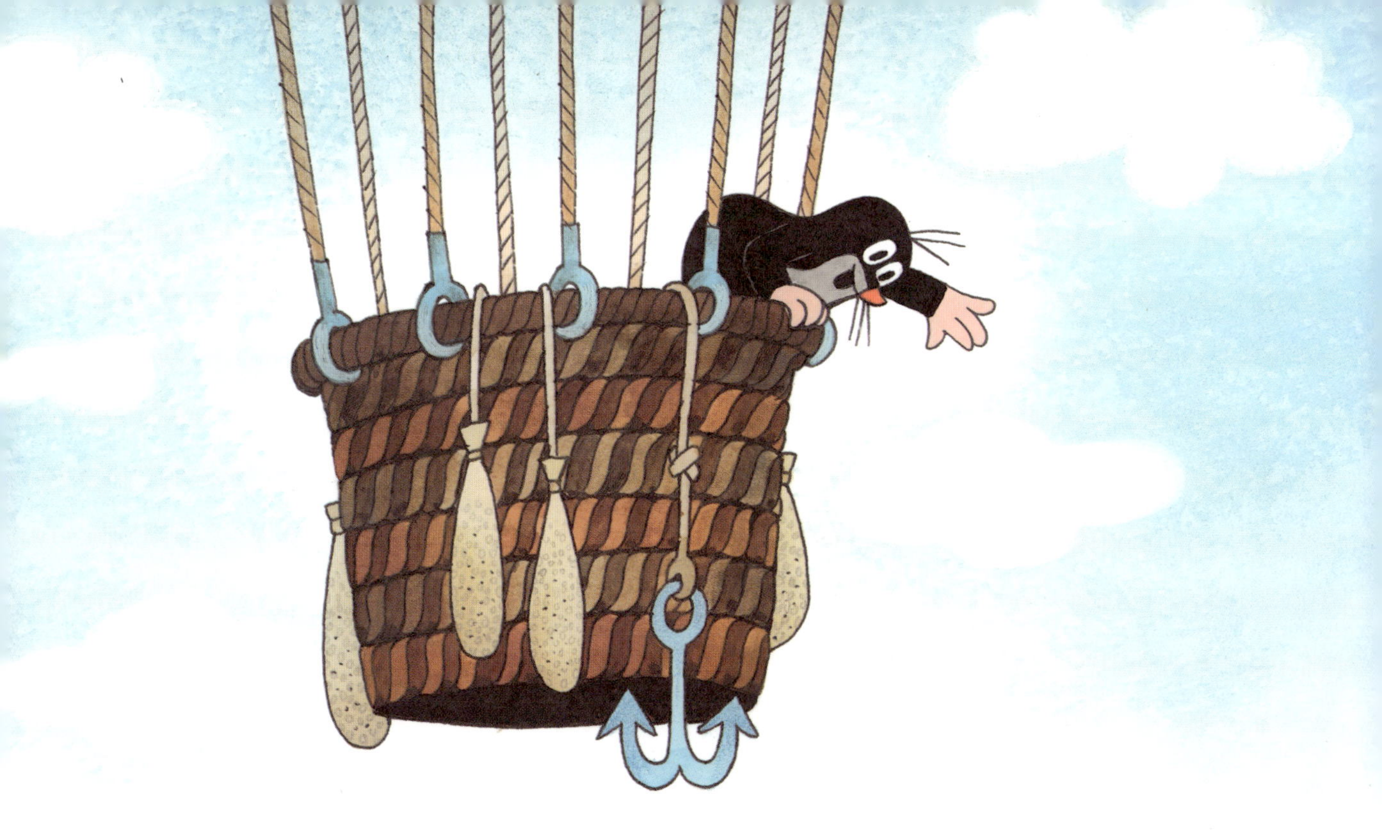

Der Maulwurf kann gerade noch den Tieren zuwinken, die neugierig und verwundert in die Höhe schauen. So nimmt er Abschied von Afrika.

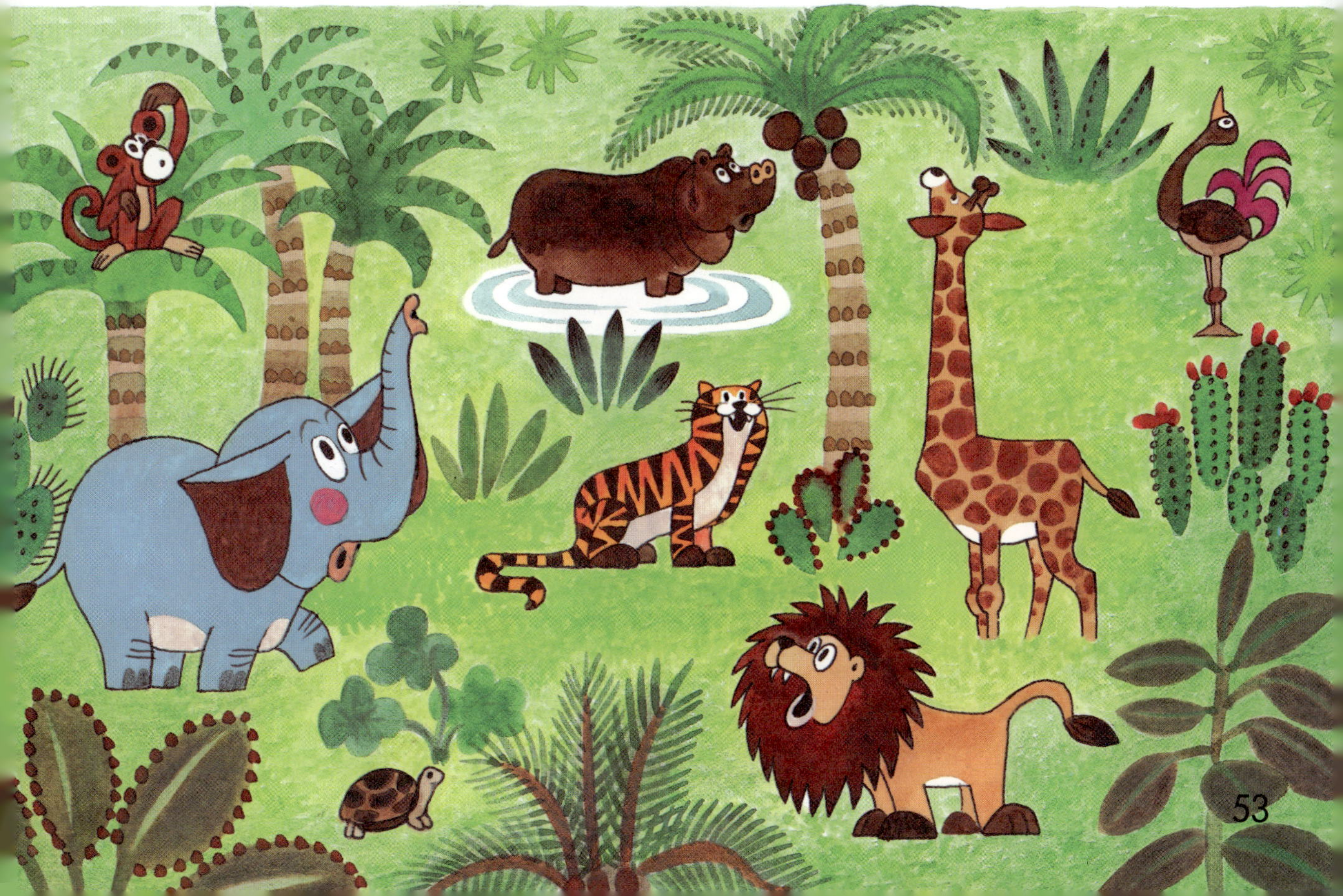

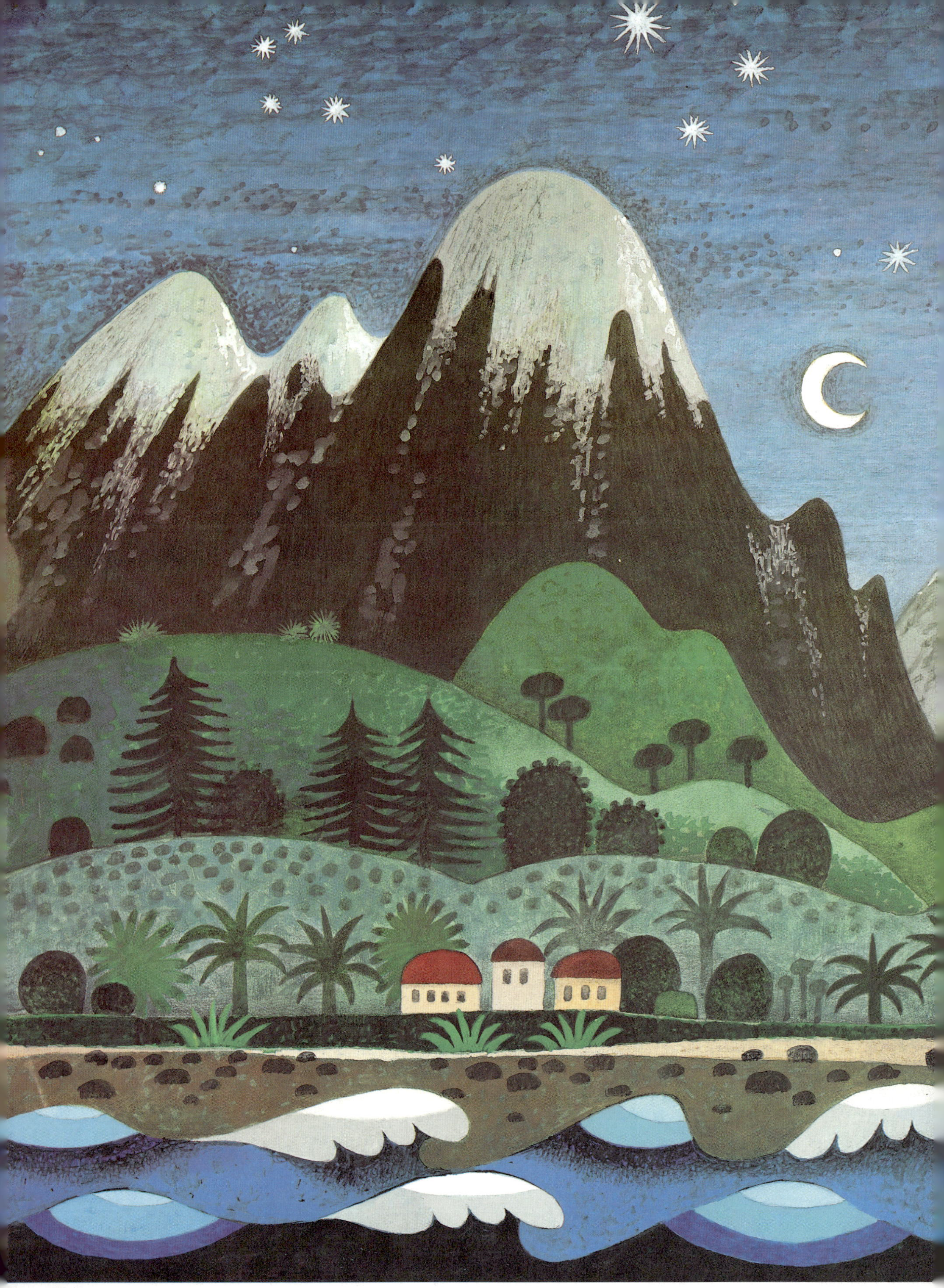

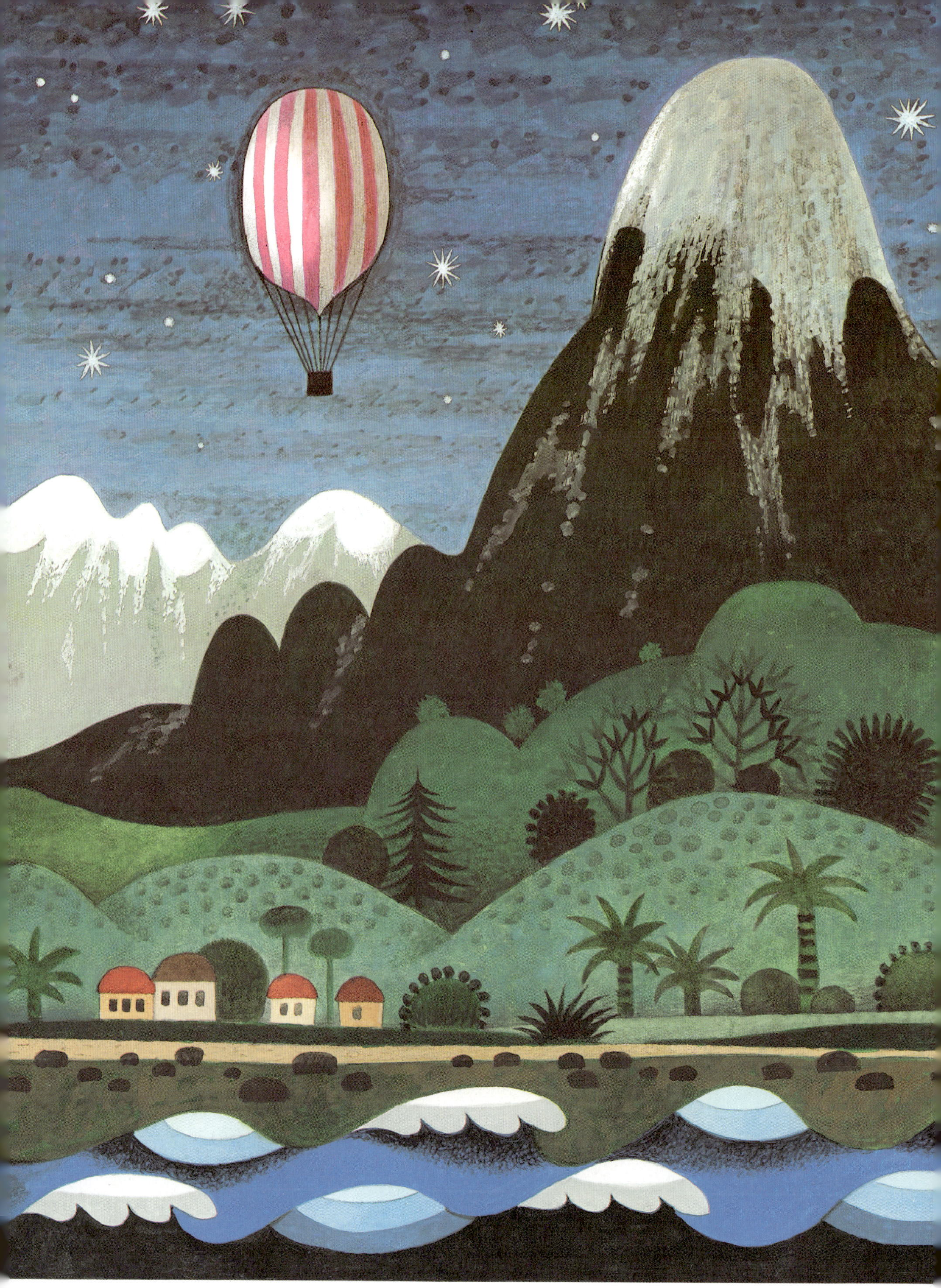

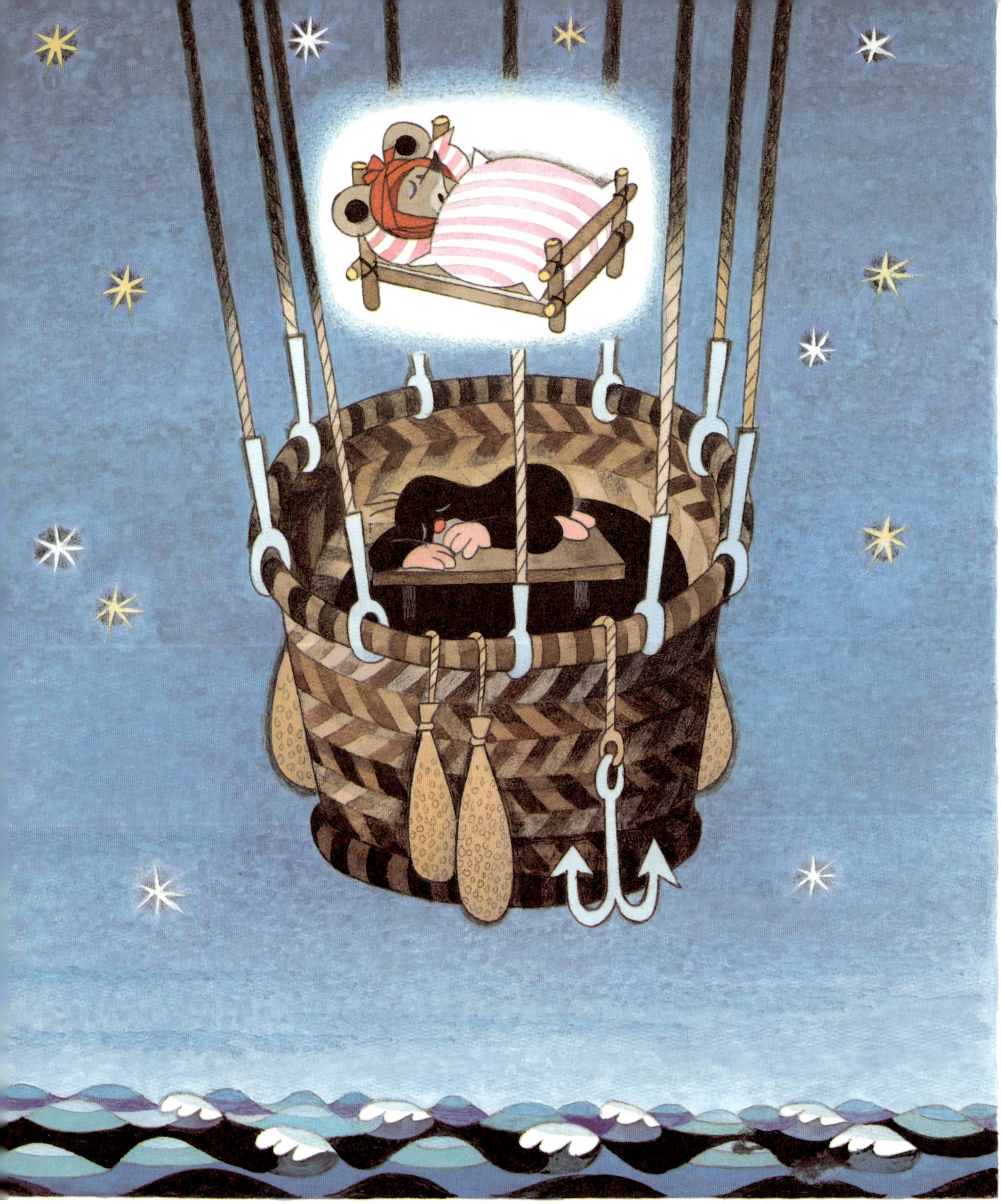

Berge und Meer, Dschungel, Wüste und Steppe wechseln sich ab. Der Flug dauert lange.

Für eine plötzliche Landung sorgt ein Adler, der nach Beute sucht.

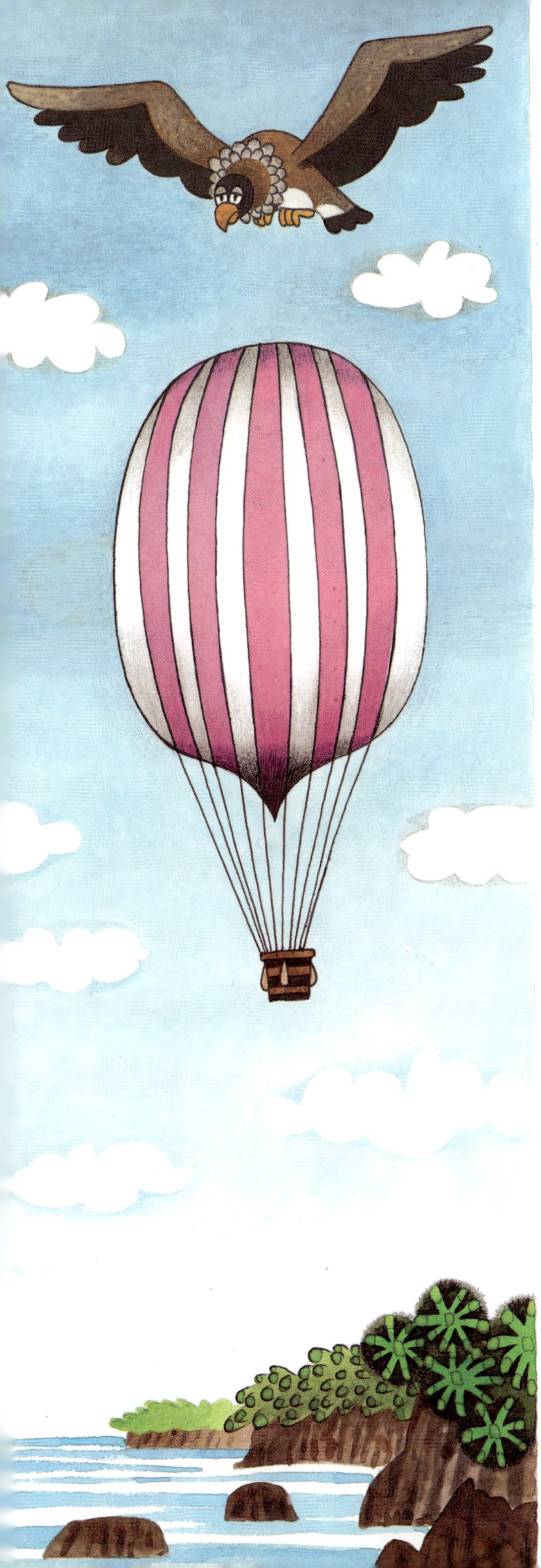

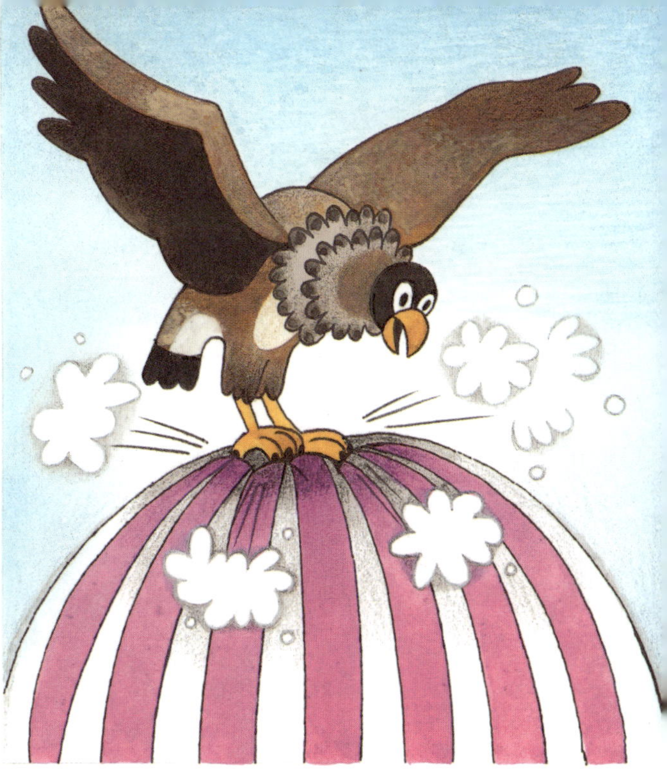

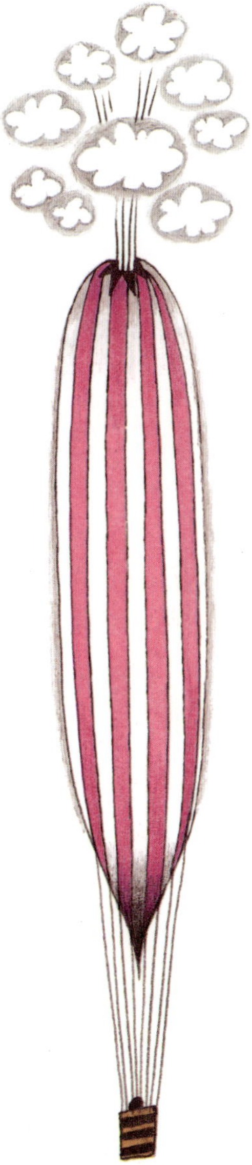

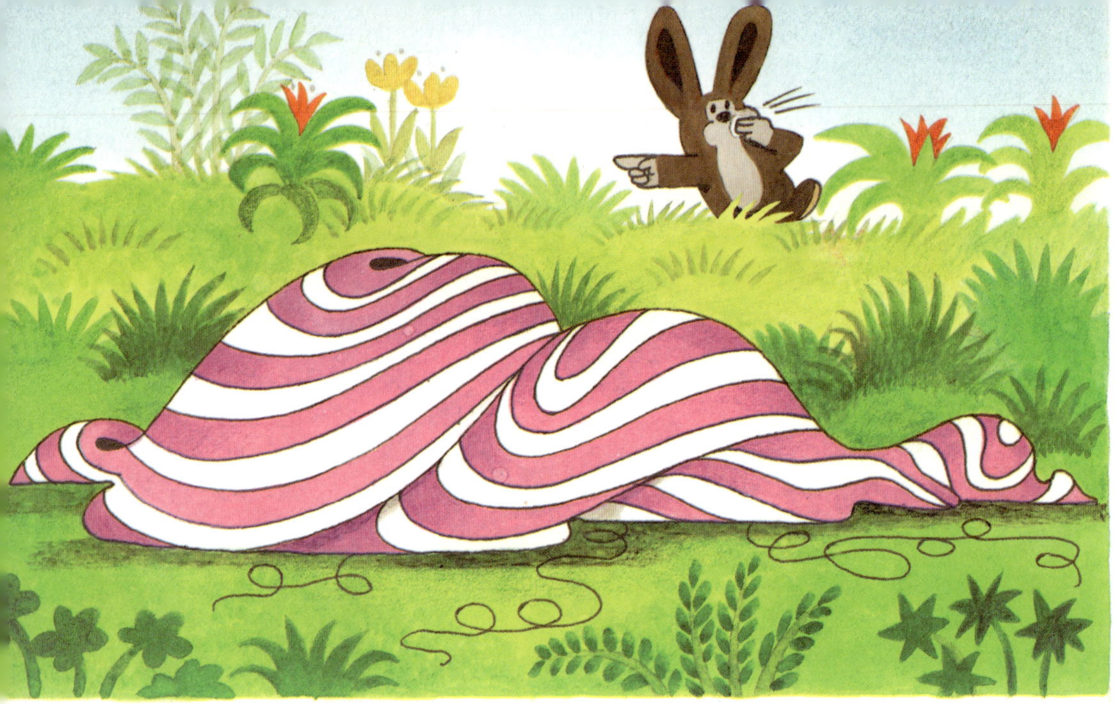

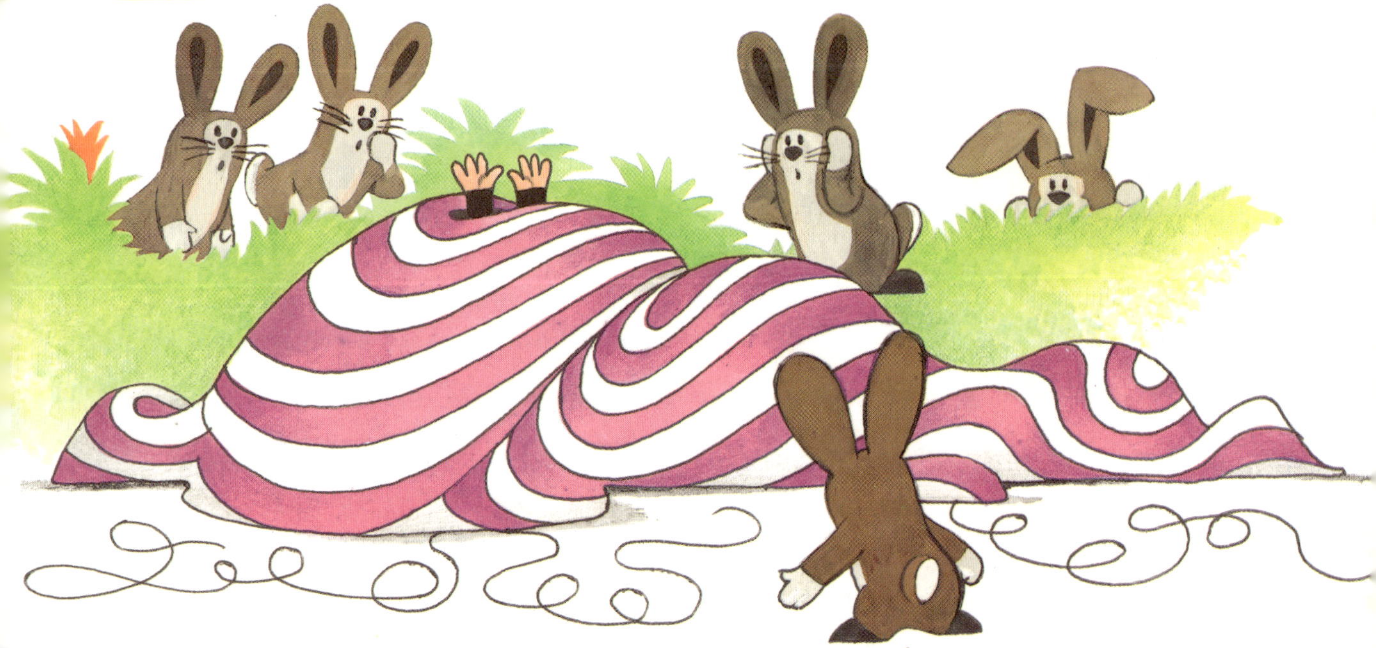

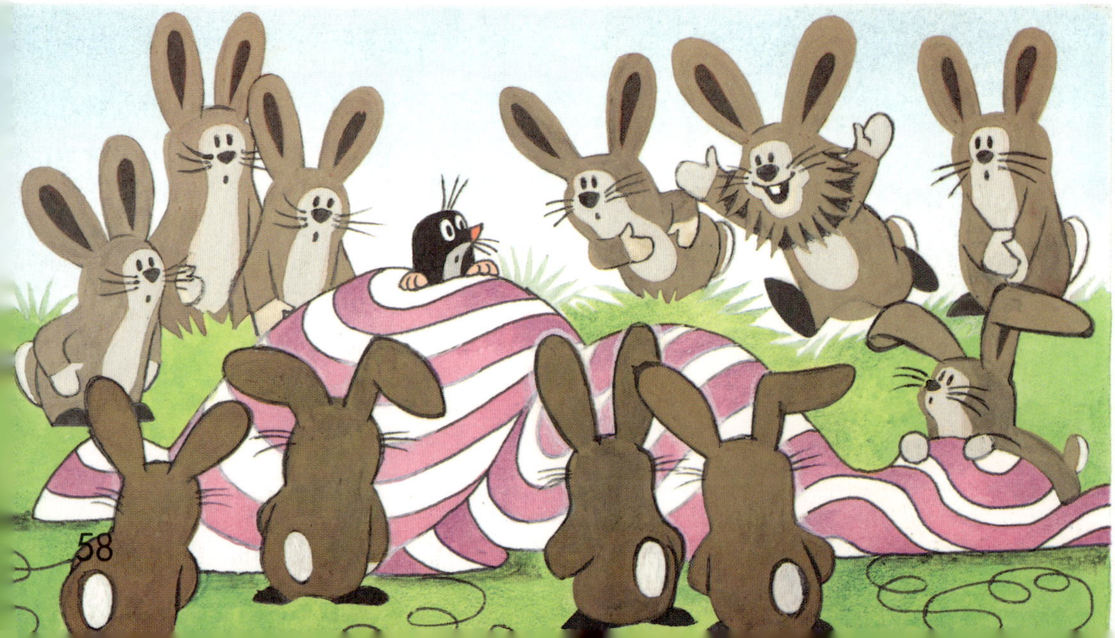

Ein junger Hase entdeckt die bunten Reste des Ballons.
„He, kommt alle her! Guckt mal, was ist denn das?"

Ein Hasenopa erkennt den Maulwurf und begrüßt ihn:
„Willkommen in Australien!"

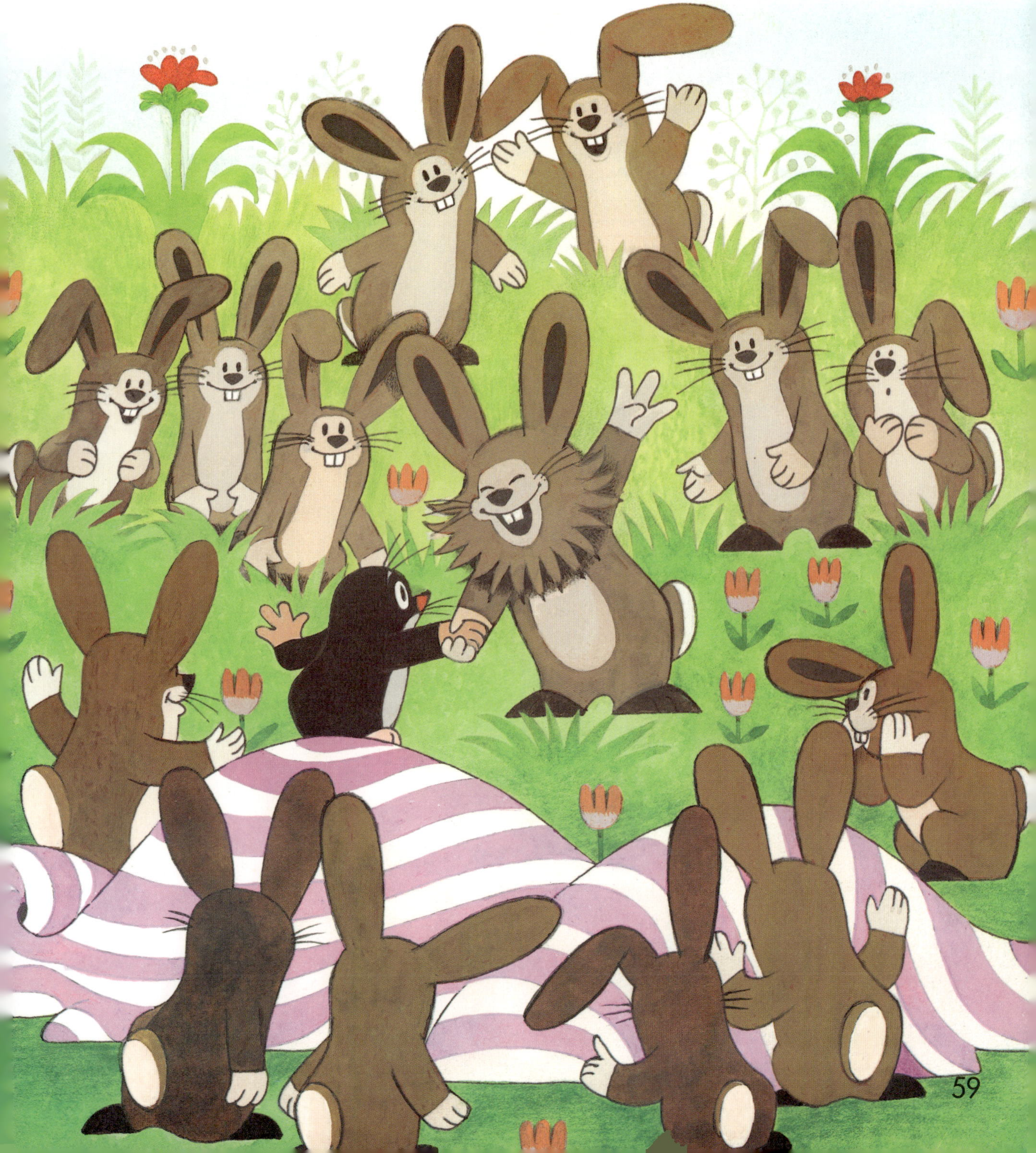

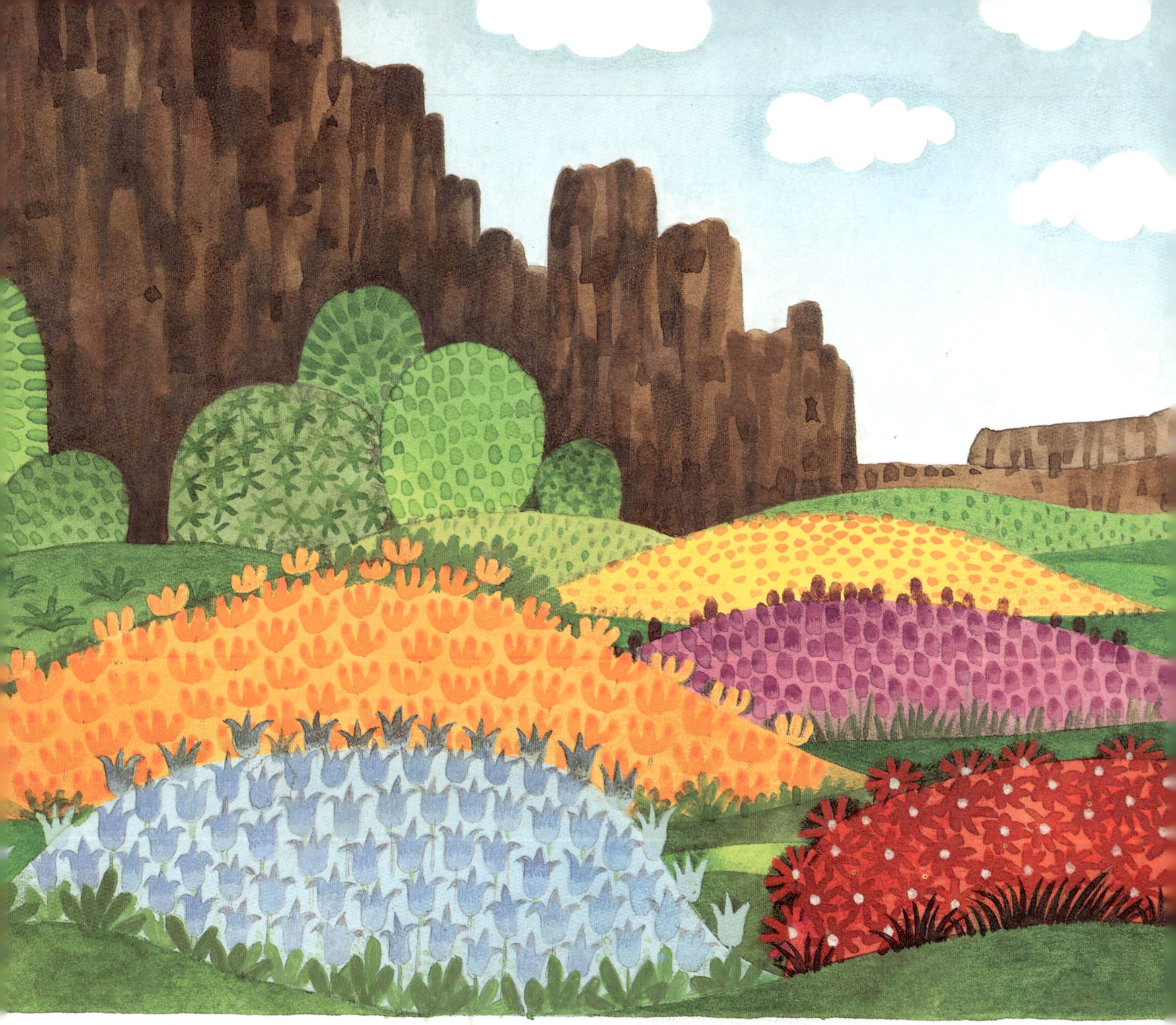

Der Maulwurf erzählt dem alten Hasen seine Geschichte. „Tja, ich kenne alle Blumen in Australien, aber Matricaria

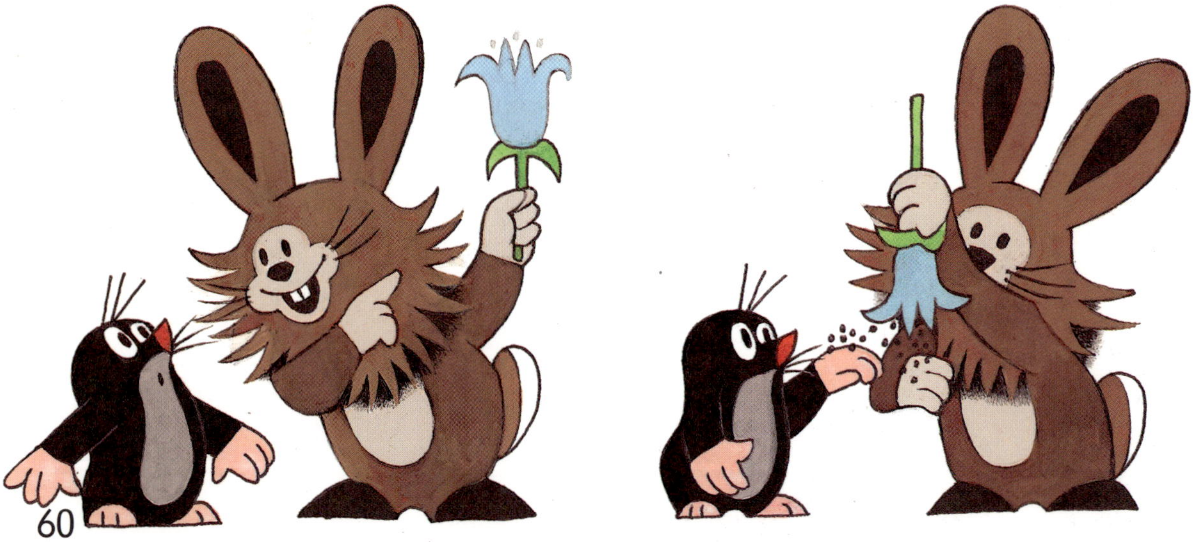

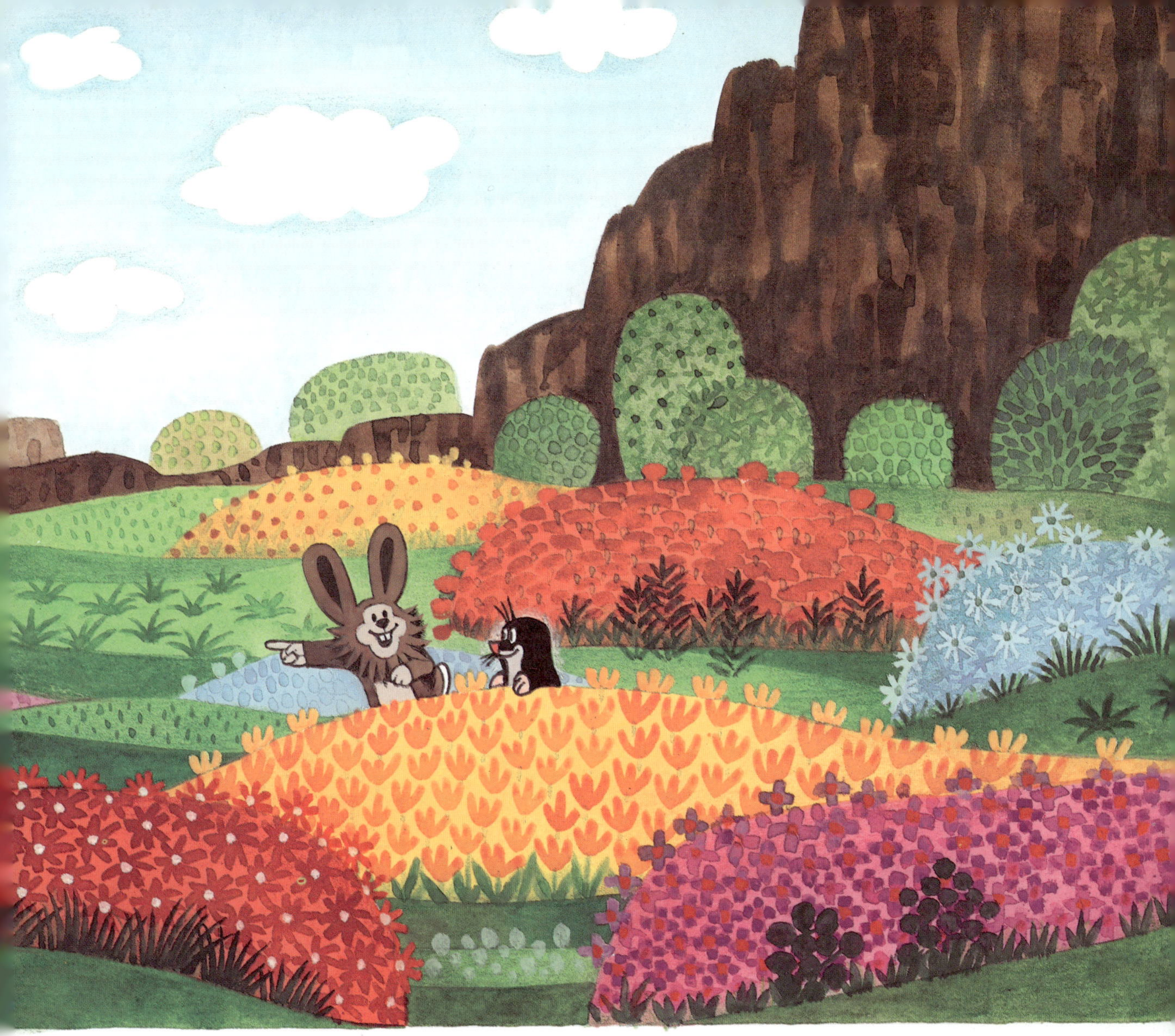

Chamomila heißt keine. Dafür haben wir eine Niesblume.
Riech mal!" Die beiden niesen und lachen und lachen und niesen.

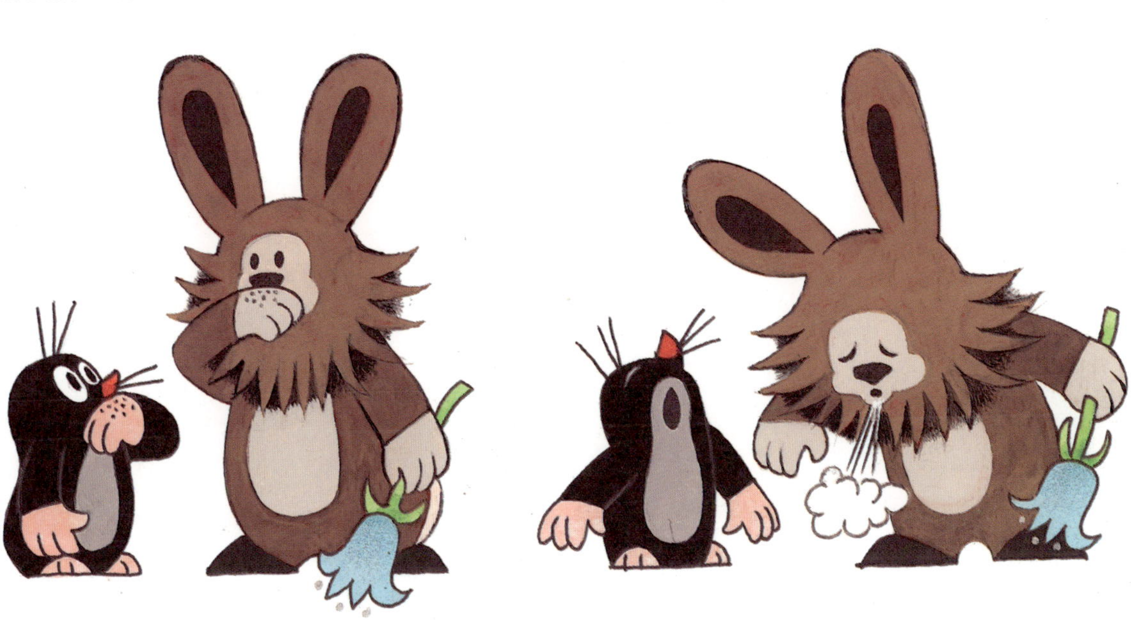

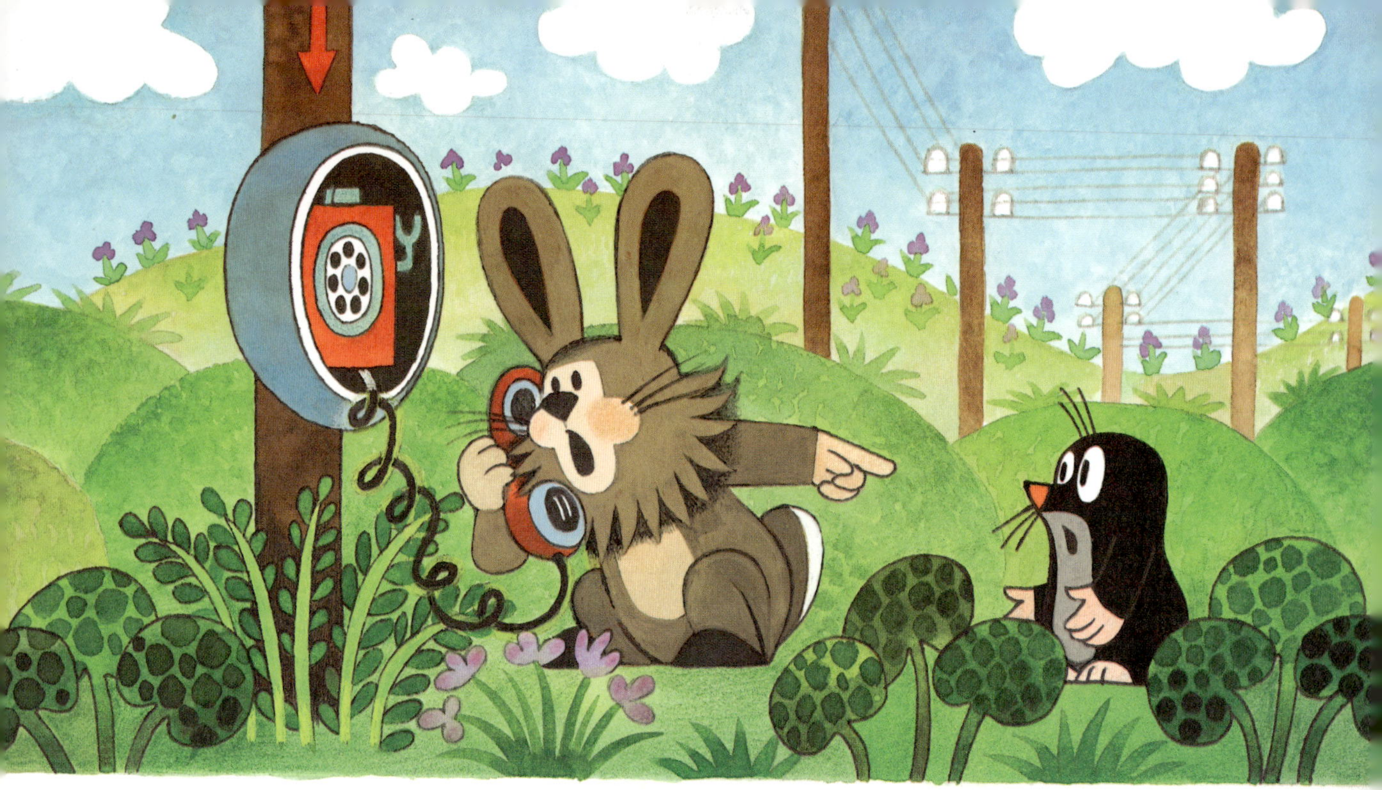

So schön Australien auch ist – der Maulwurf will weiter.
„Ich ruf dir ein Taxi“, sagt der Hasenopa.
„Ist es ein Känguruhtaxi oder ein Taxikänguruh?“ überlegt der Maulwurf. „Na, egal. Mit so einem Taxi bin ich jedenfalls noch nie gefahren... ehm, gehüpft.“

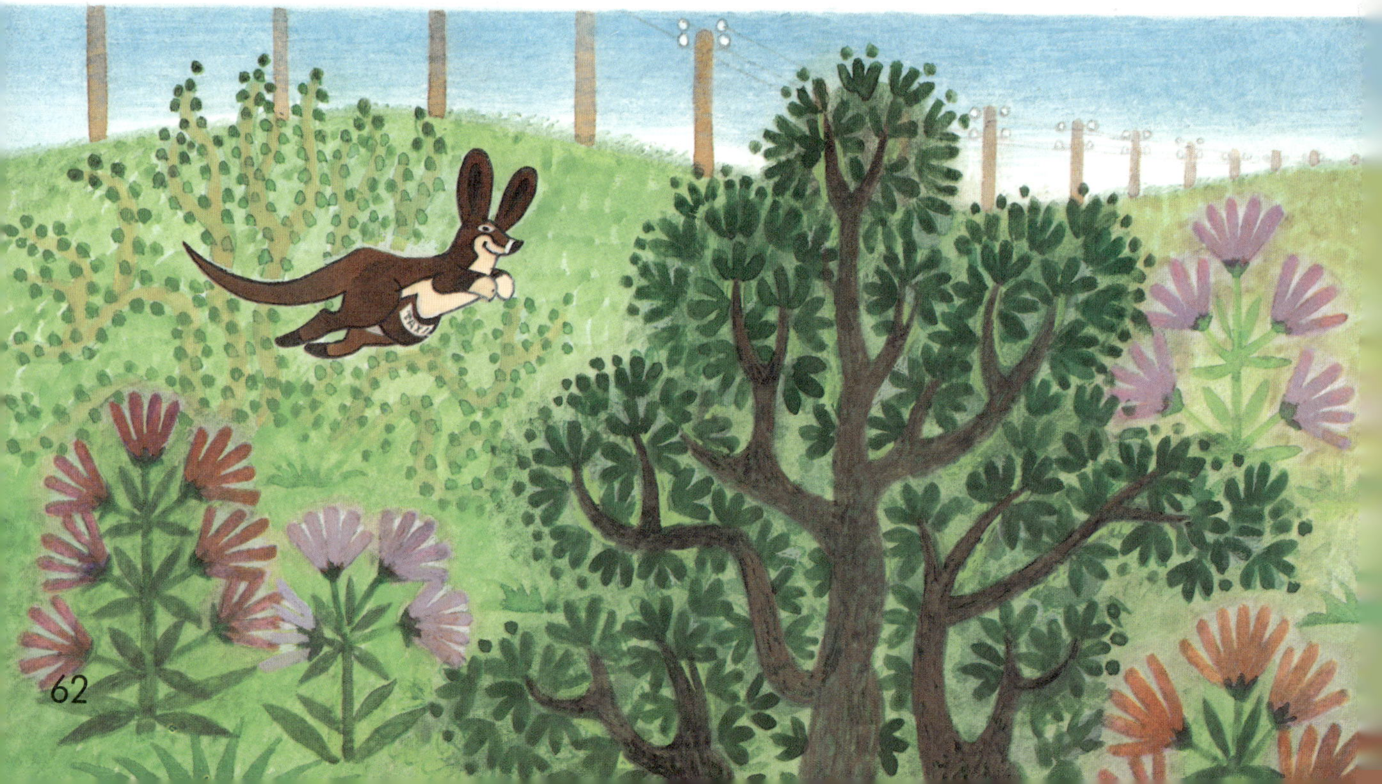

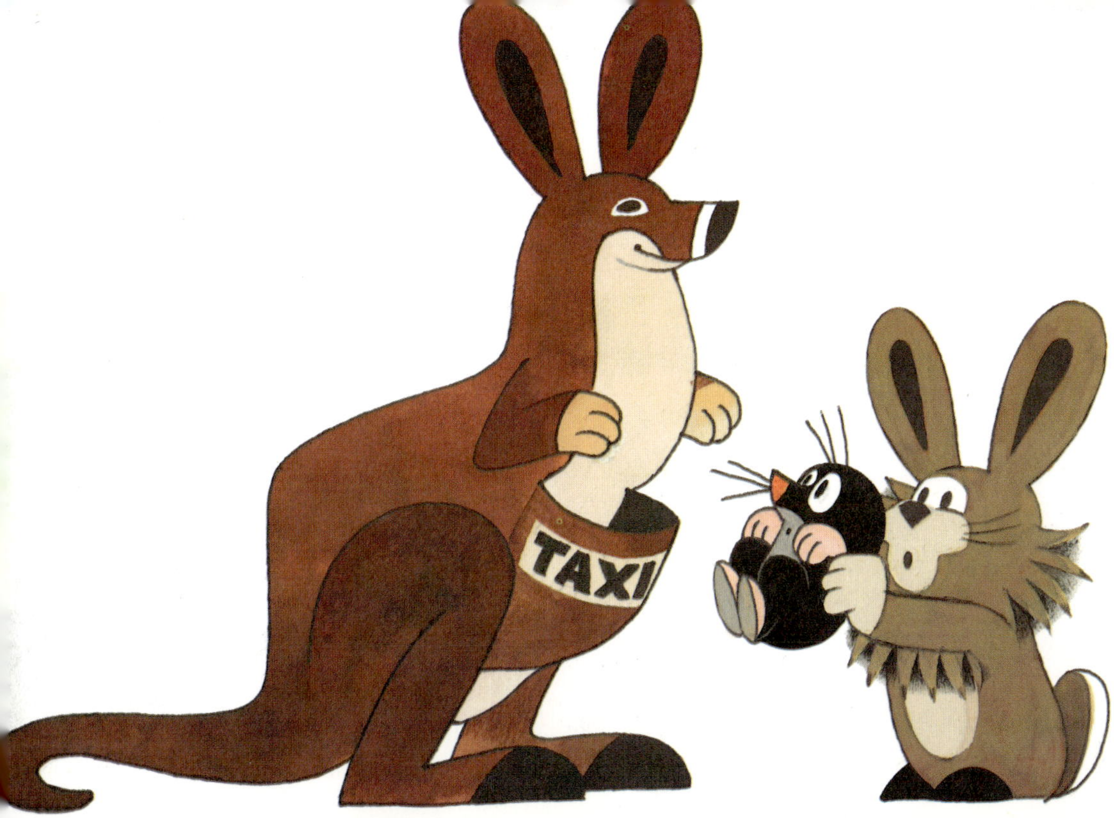
TAXI

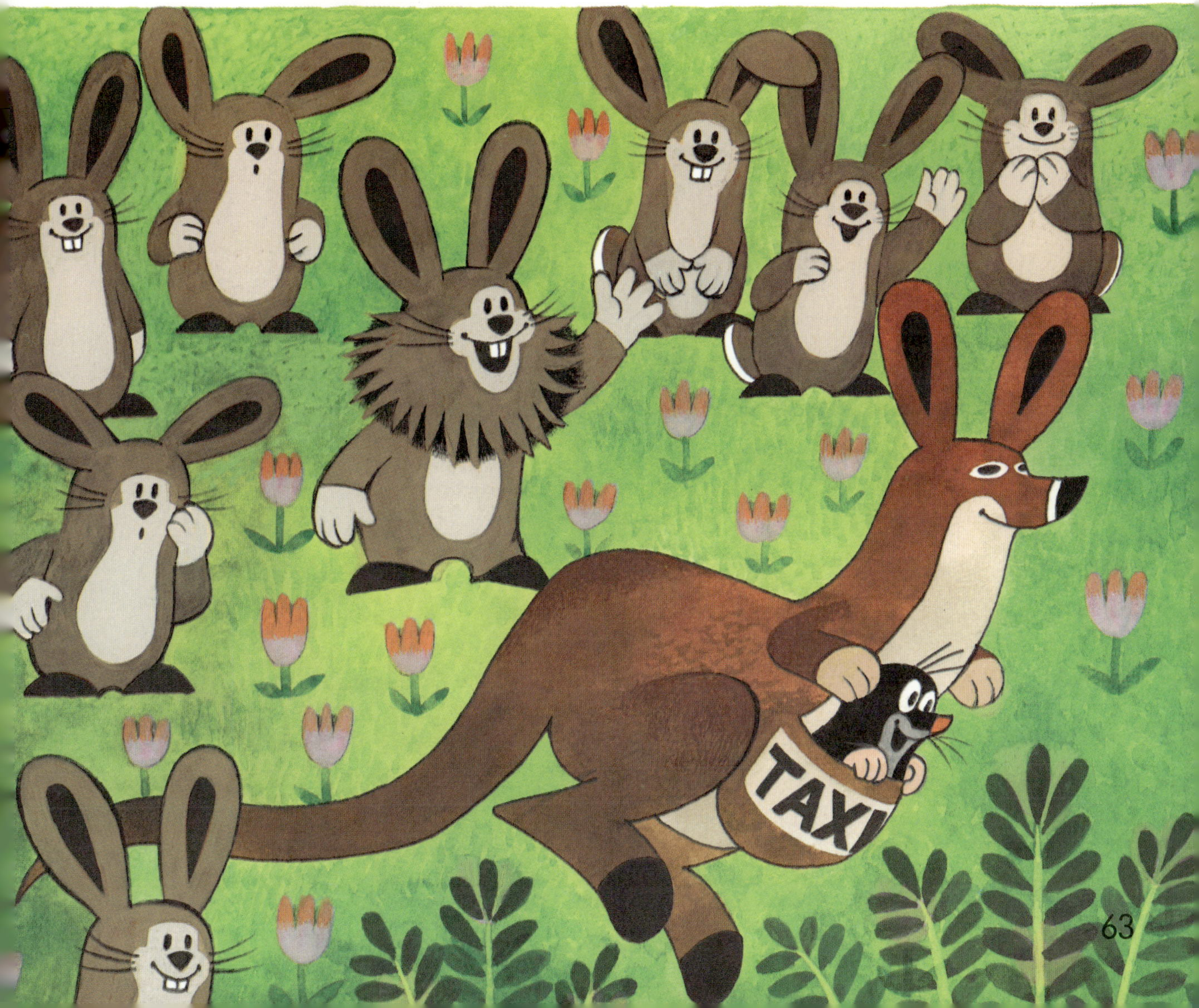
TAXI

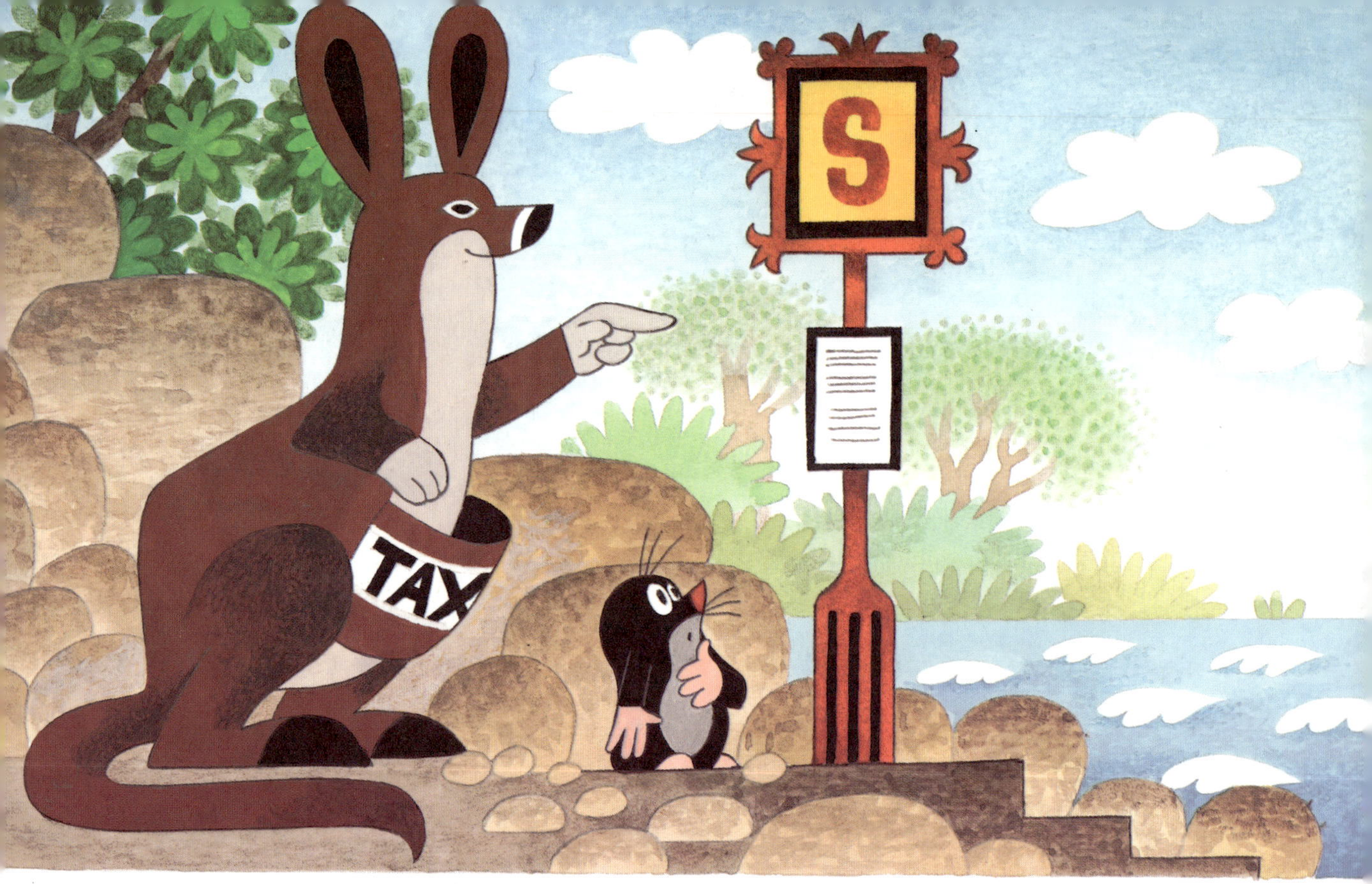
S
TAX

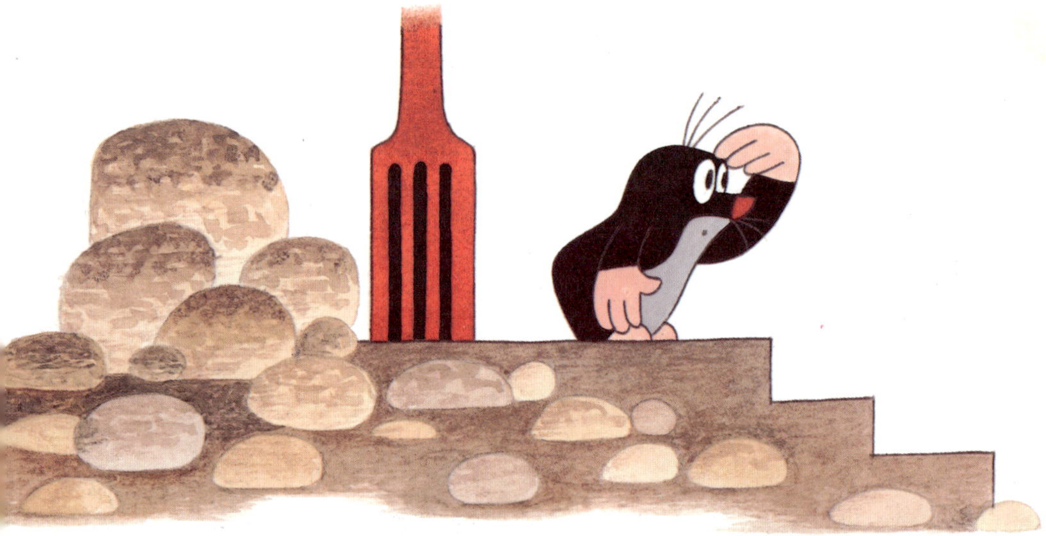

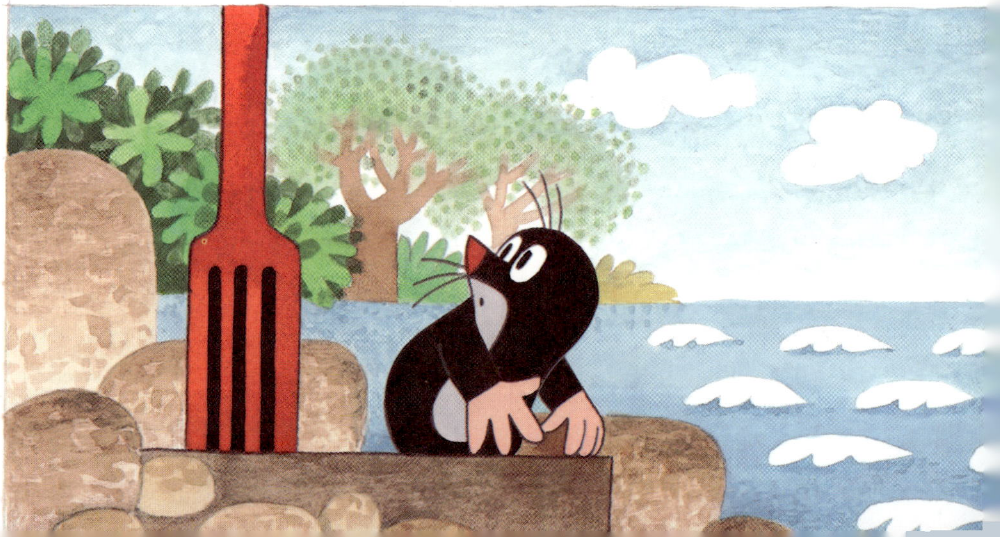

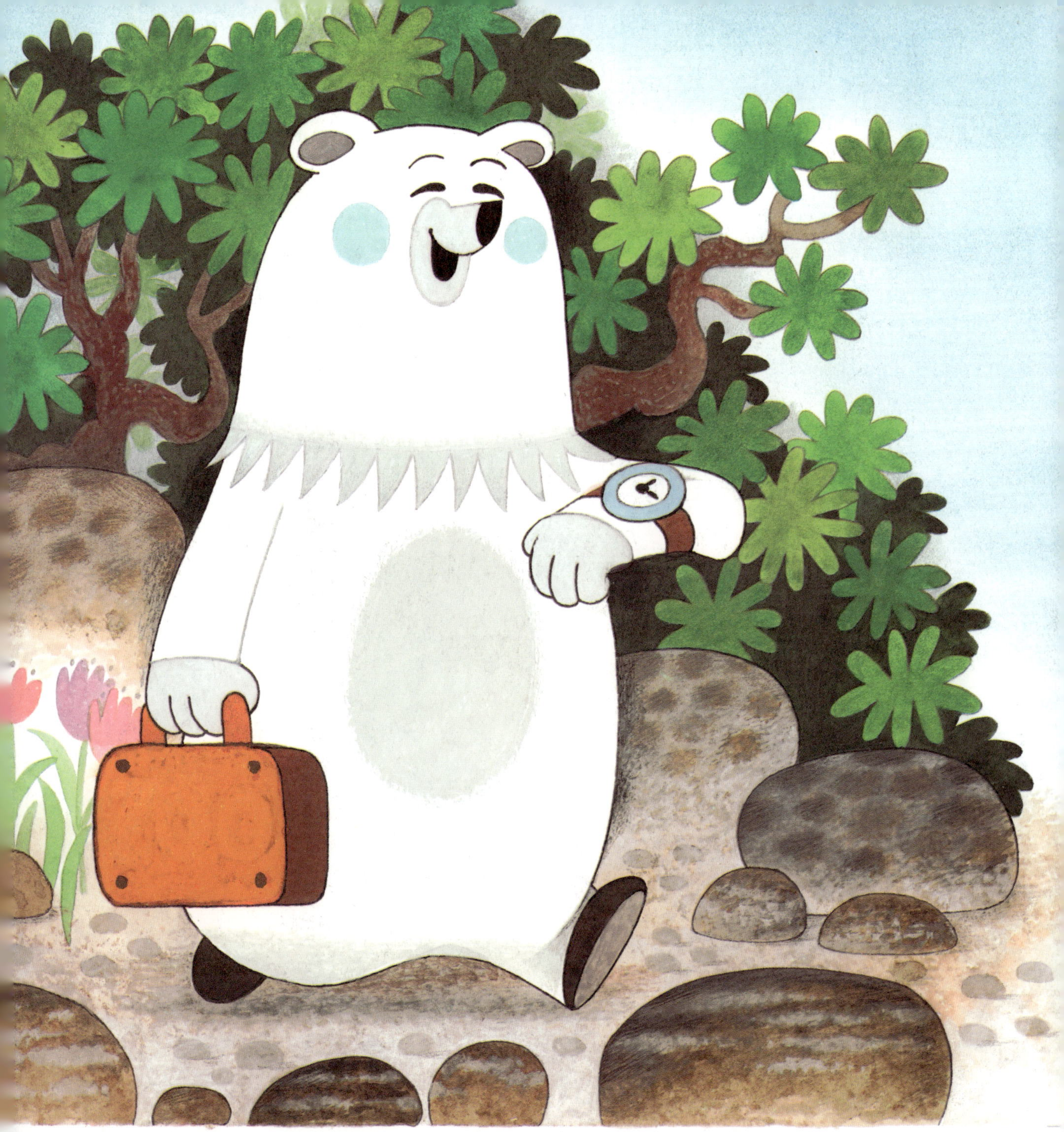

An der Schiffsanlegestelle im Hafen steigt
der Maulwurf aus.
Bald kommt noch ein Reisender, ein riesiger
Eisbär.

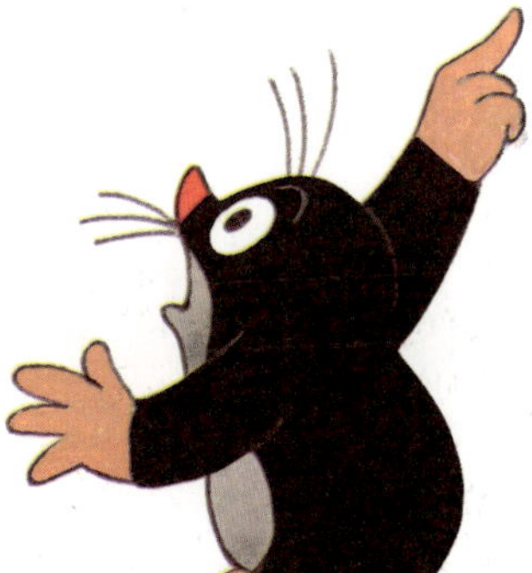

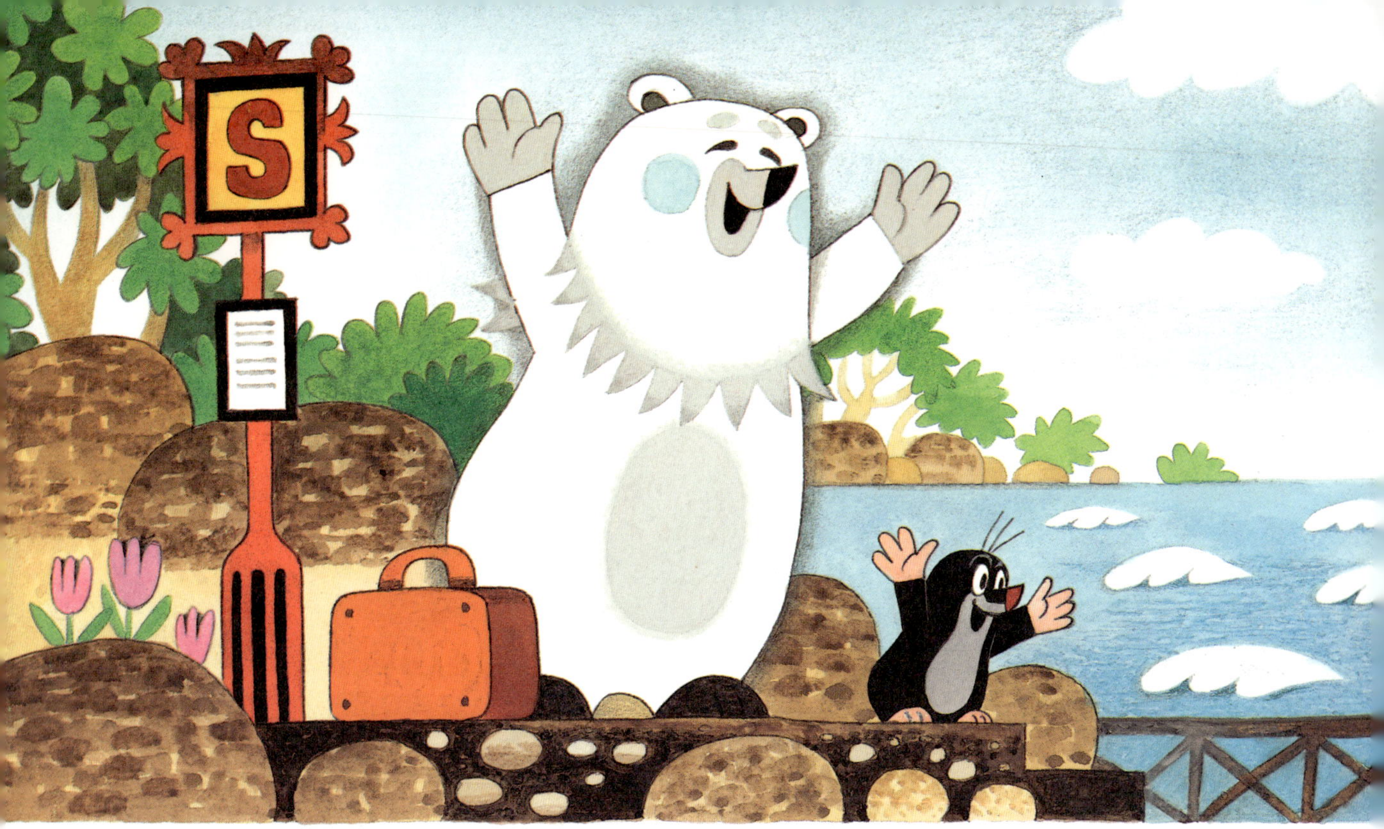

„Hurra, unser Schiff!"

Tatsächlich. Am Horizont taucht ein großer Wal auf.

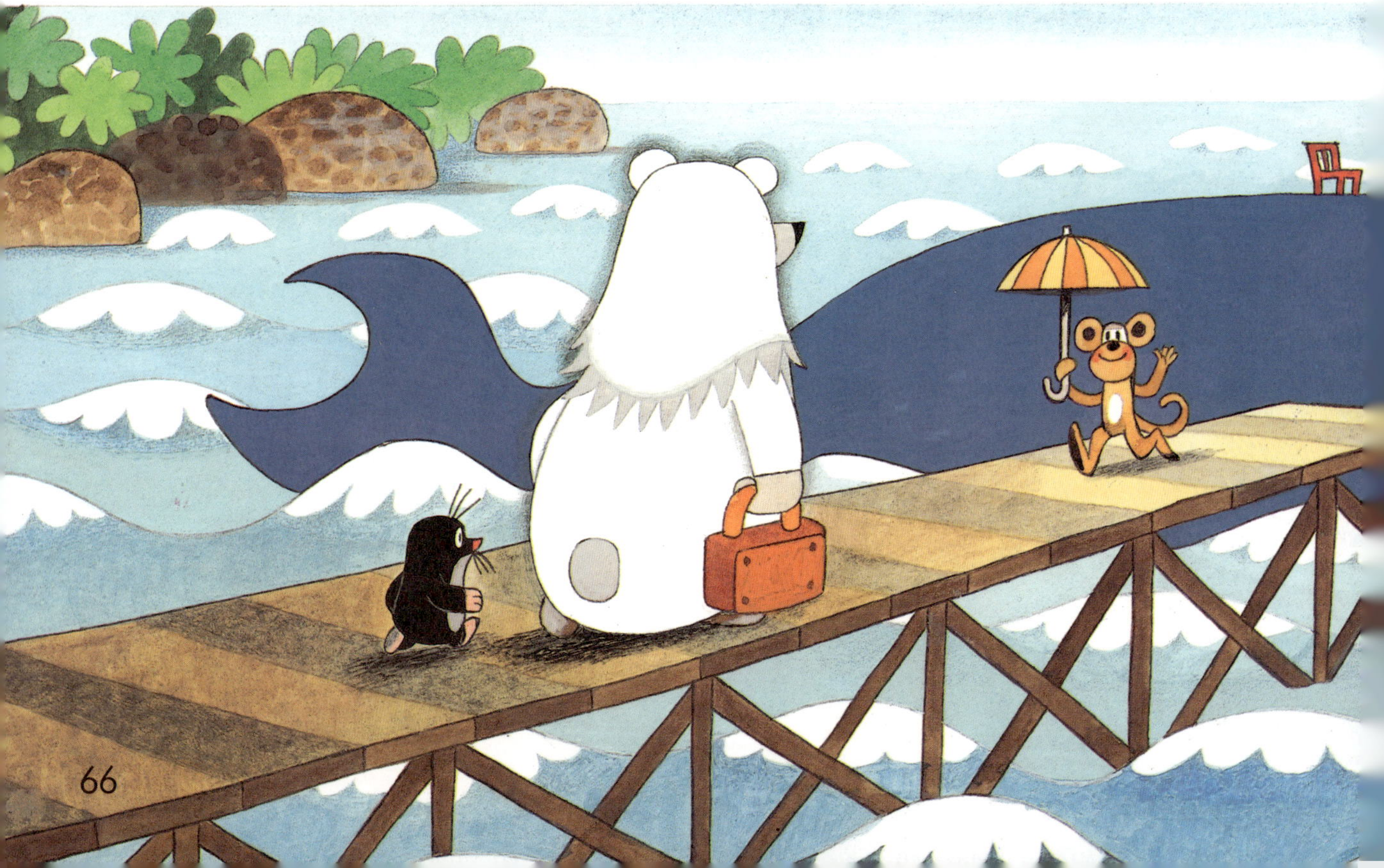

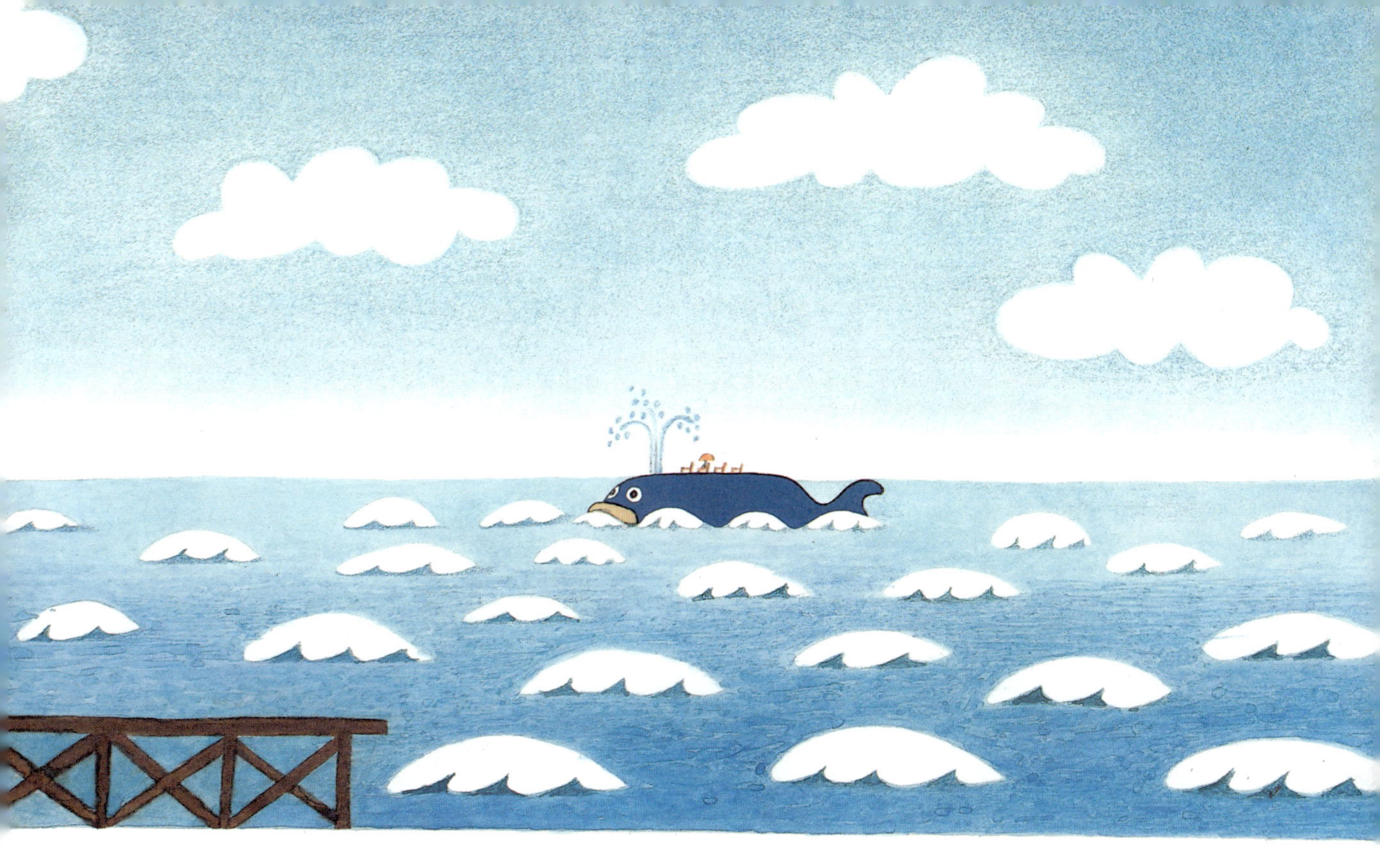

Er bringt die Tiere von Australien
nach Europa, Asien, Afrika, Amerika,
ja, sogar zum Nordpol.

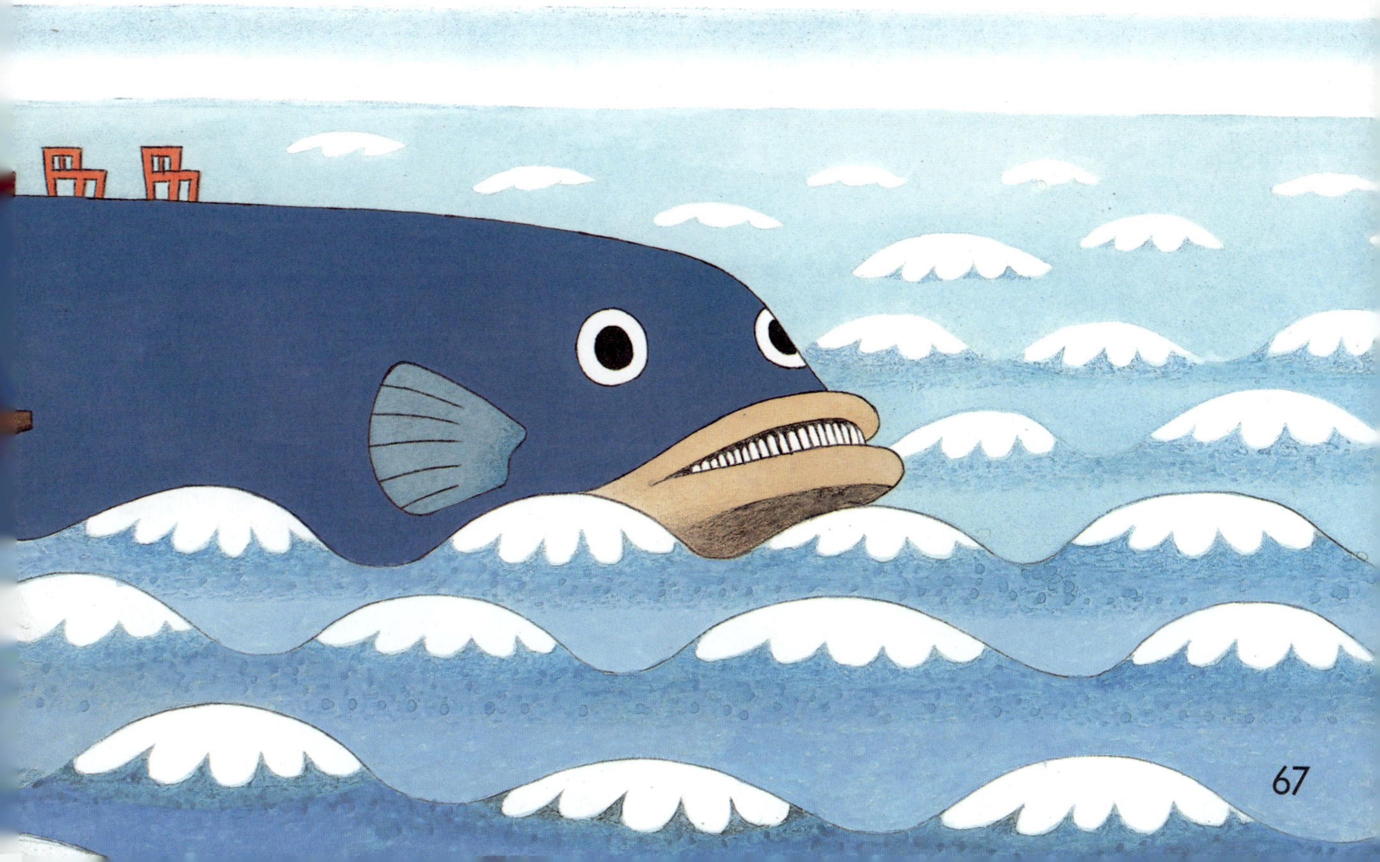

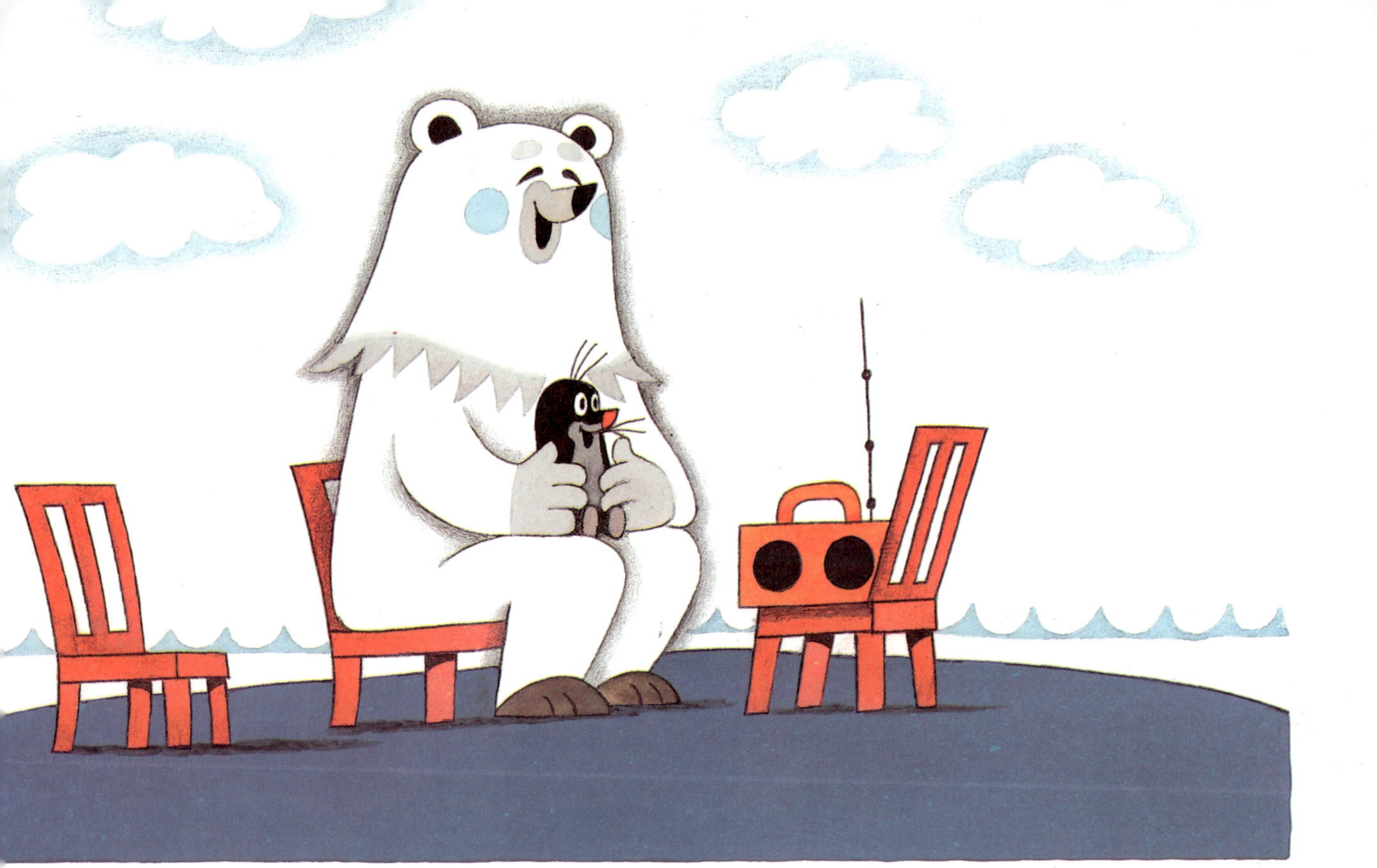

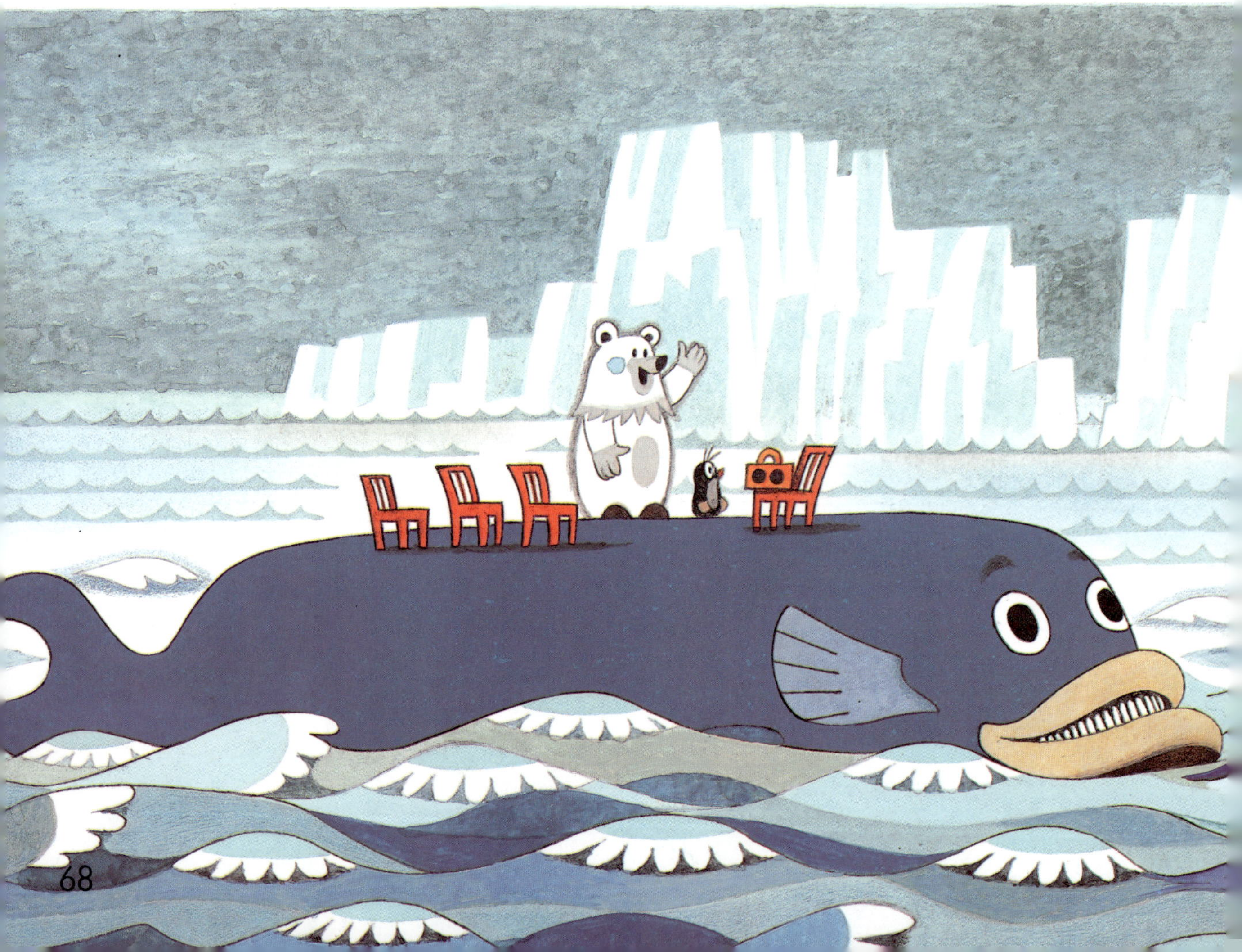

„Bei uns am Nordpol gibt es wunderschöne Eisblumen", erzählt der Eisbär. „Ob sie Matricaria Chamomila heißen, das wird dir meine Frau sagen. Siehst du sie dort am Ufer stehen?
Hallo, ihr Lieben, ich bin wieder da!"

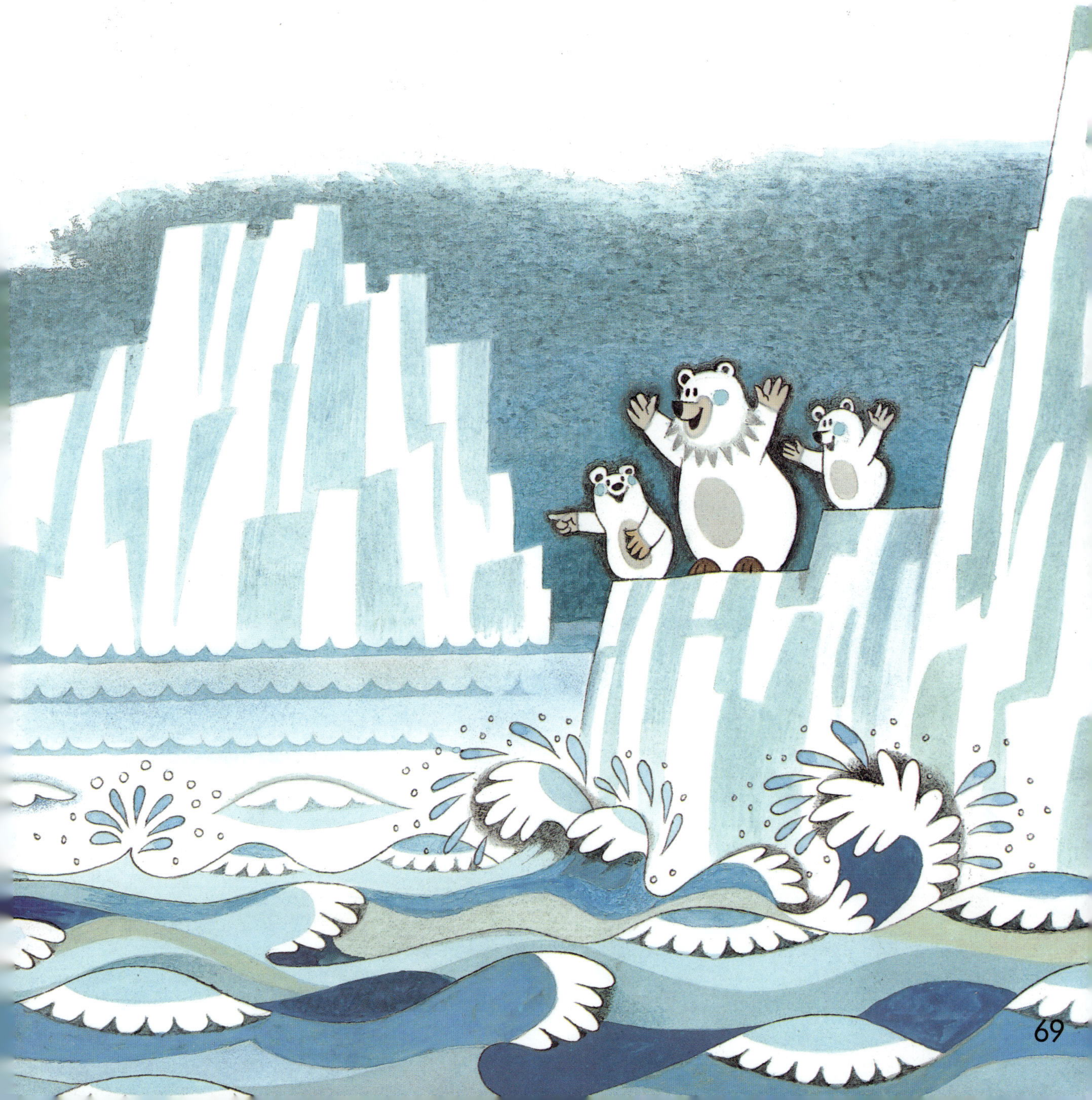

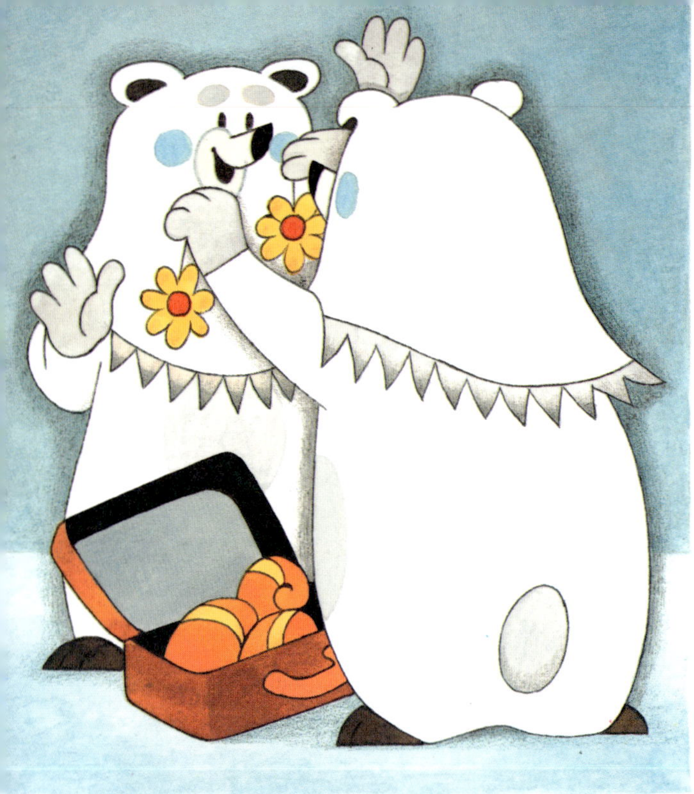

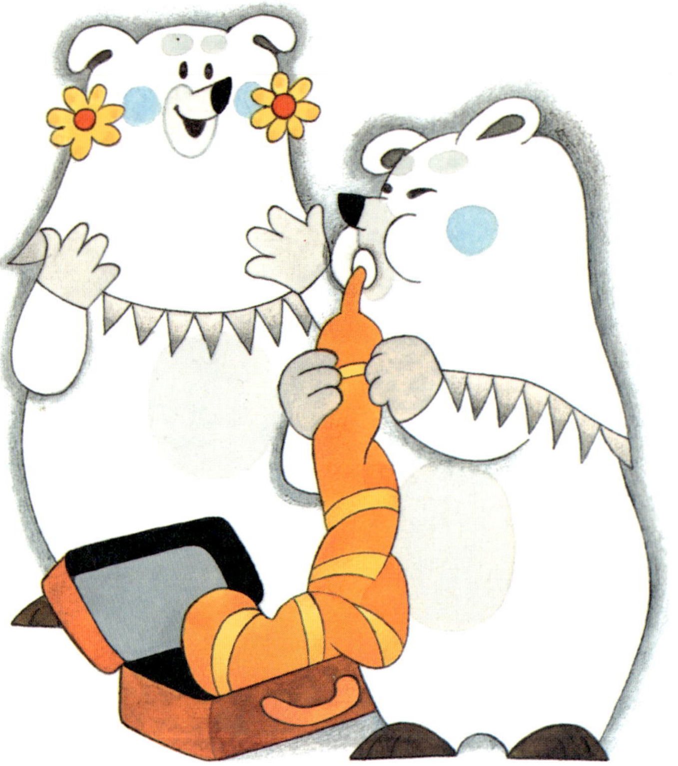

Der Eisbär lebt in einem australischen Zoo und sieht daher seine Familie nur selten. Gleich verteilt er die mitgebrachten Geschenke.

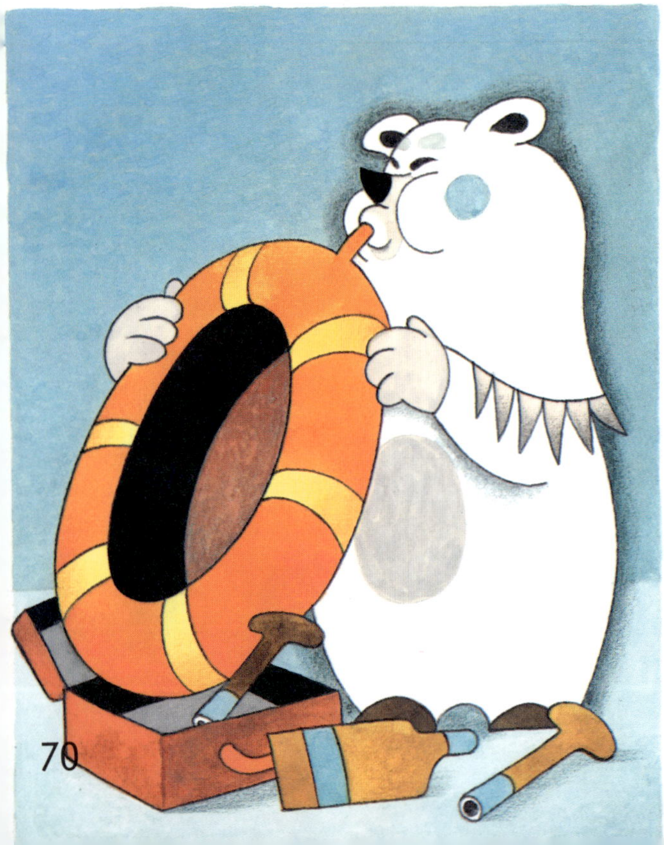

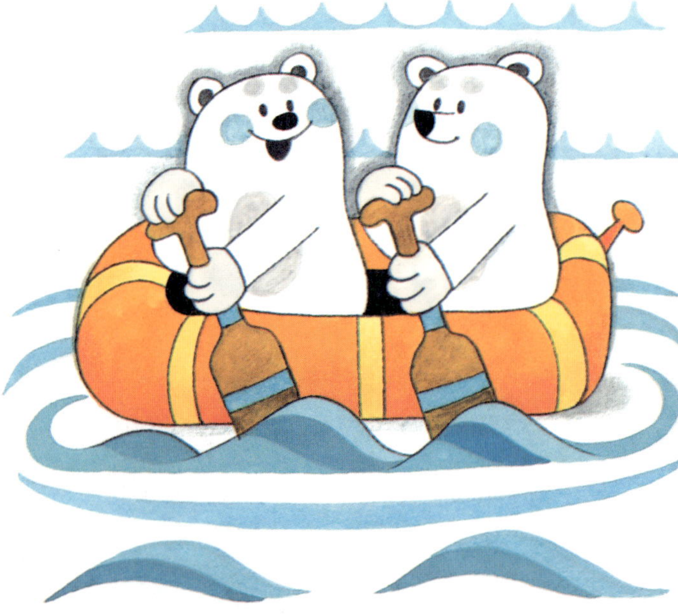

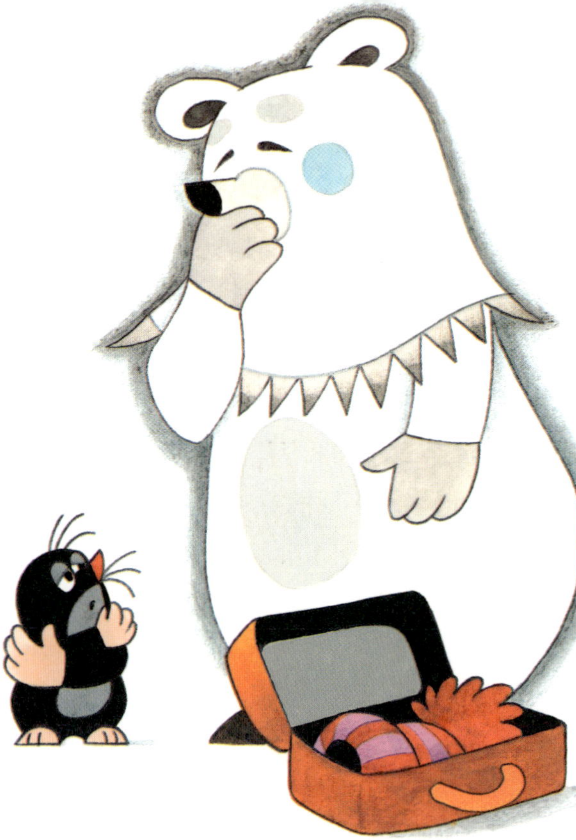

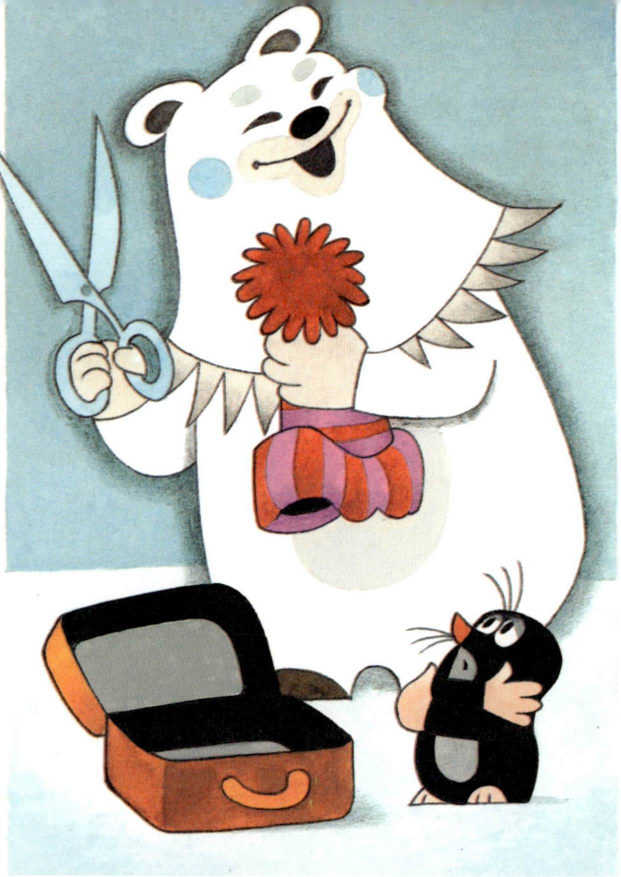

Alle sind glücklich und froh. Nur der Maulwurf nicht.
Er friert ganz schrecklich.
Da kommt dem Eisbär die Idee mit der Mütze.

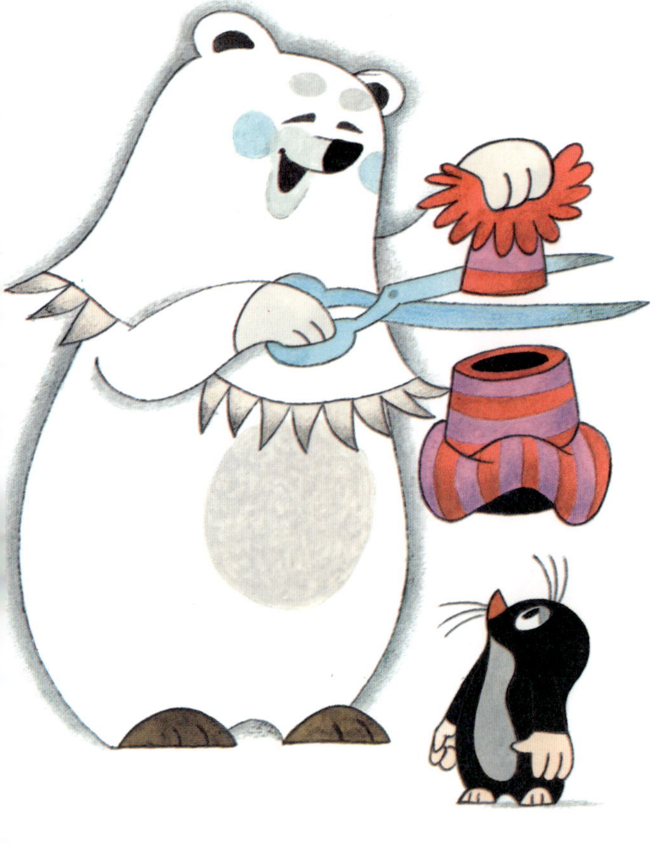

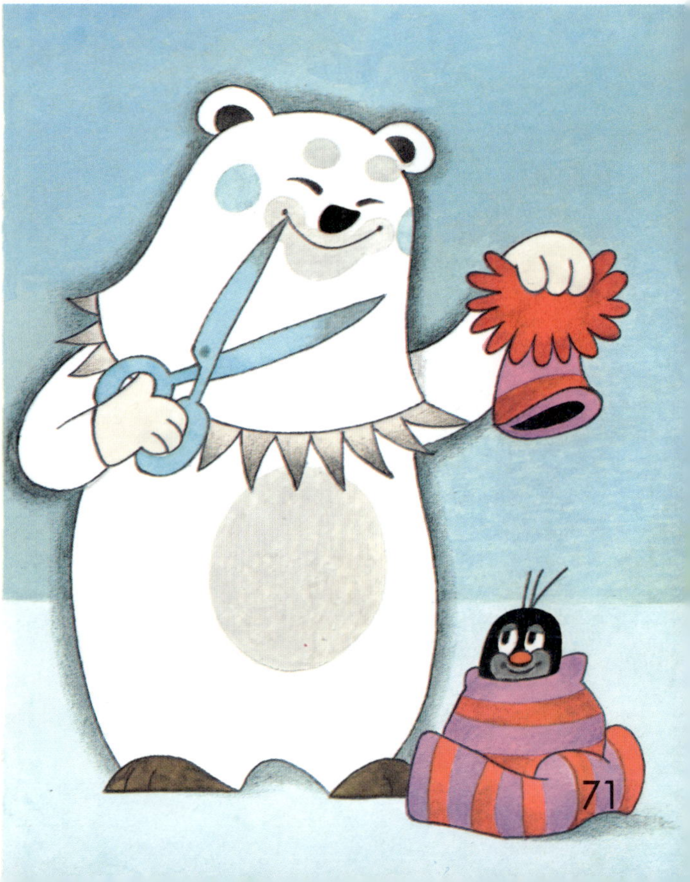

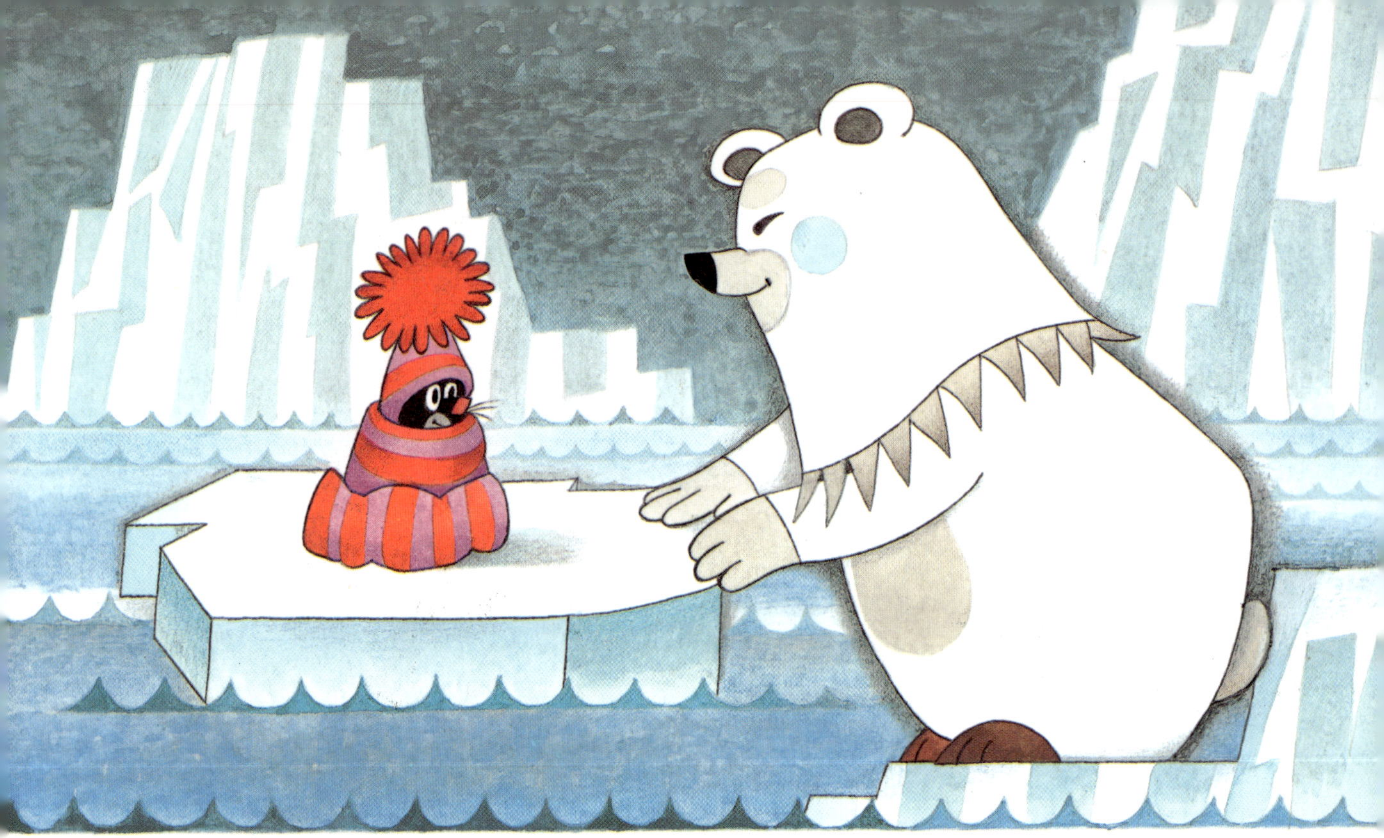

Doch die Mütze ist keine Lösung auf Dauer, das sieht der Eisbär ein. Für einen Maulwurf ist es am Nordpol einfach zu kalt. Und Chamomila wächst dort sowieso nicht.
Also wird er auf einer Eisscholle in den Süden geschickt.

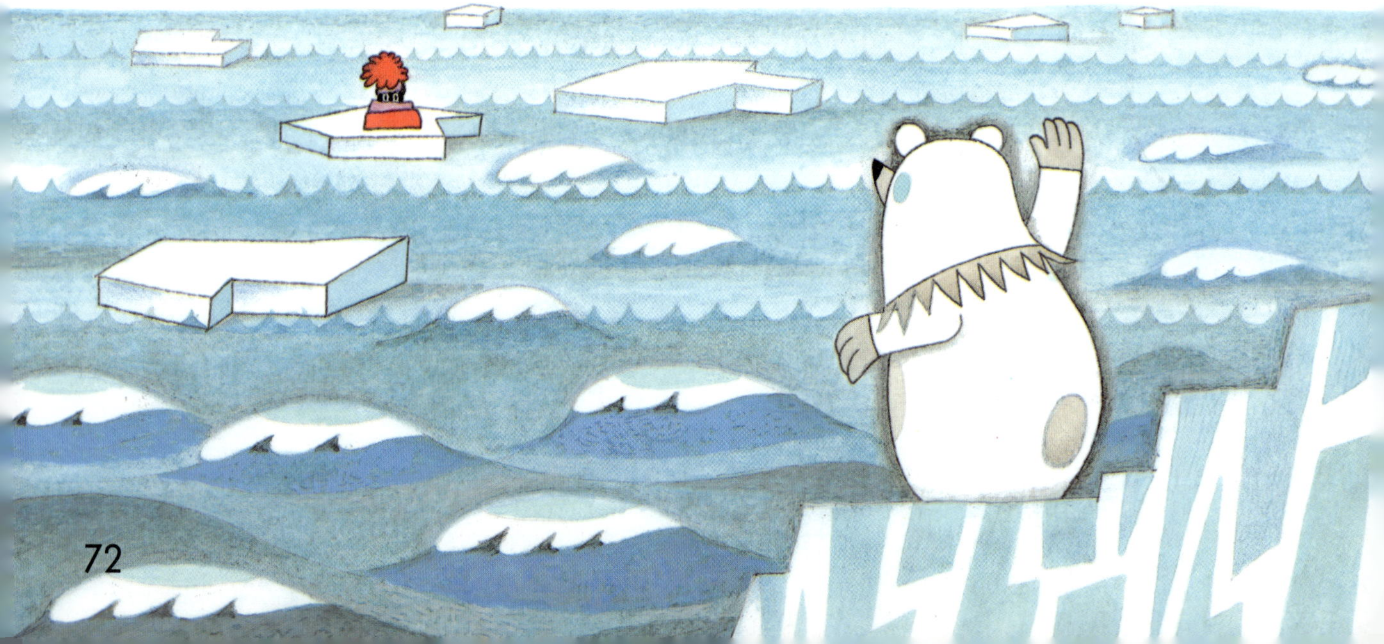

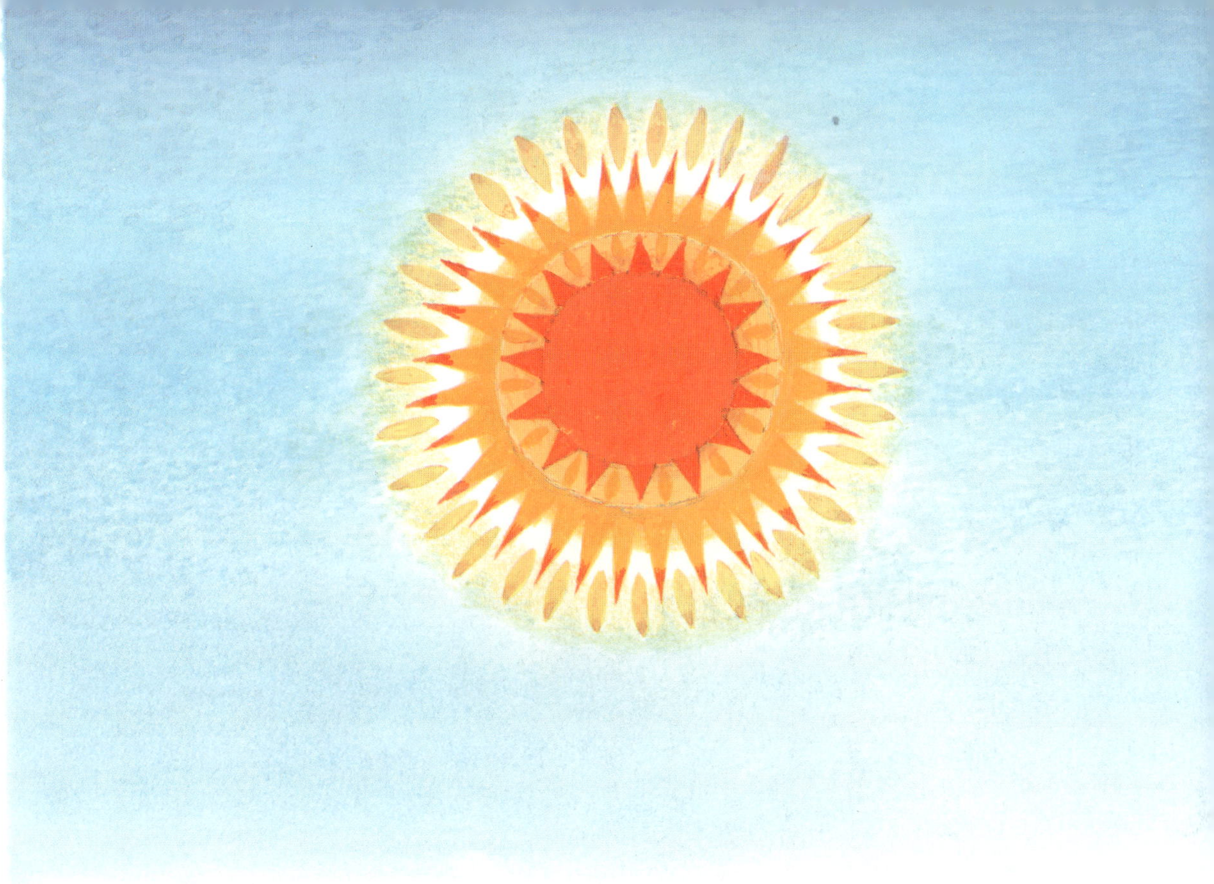

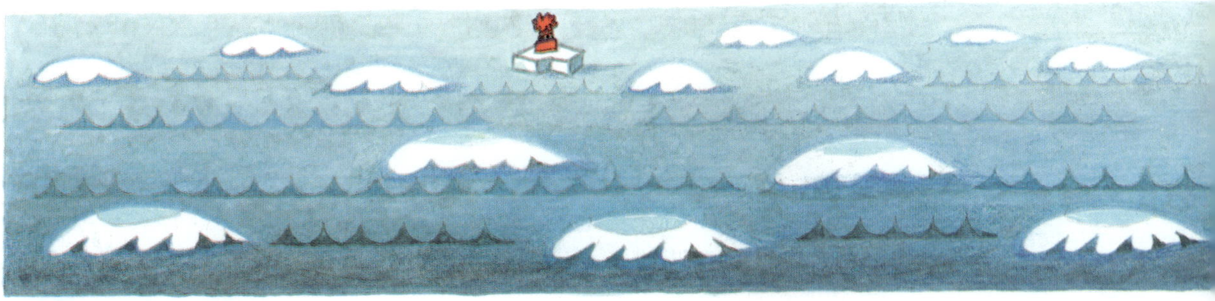

Die Sonne läßt nicht
lange auf sich warten.

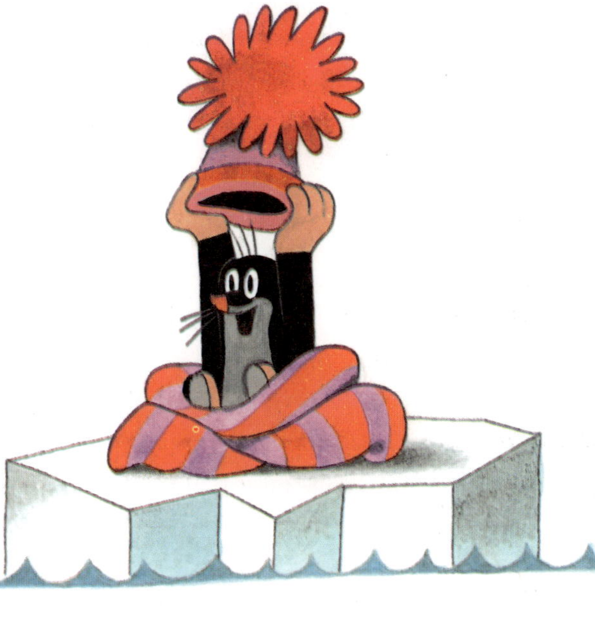

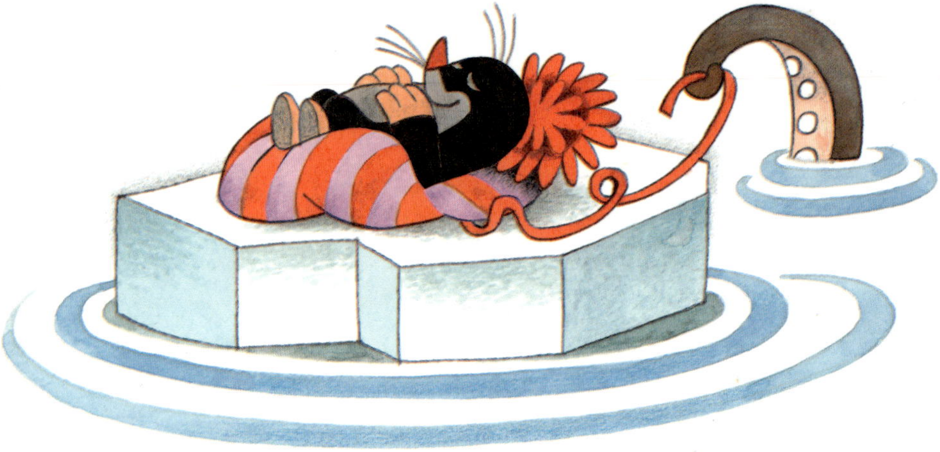

„Ah, jetzt wird mir
endlich schön warm",
freut sich der
Maulwurf.

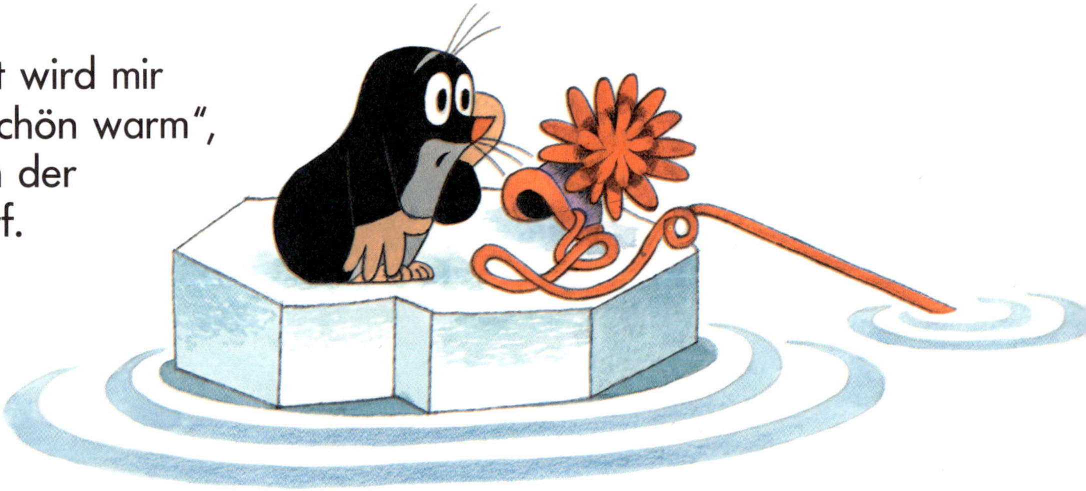

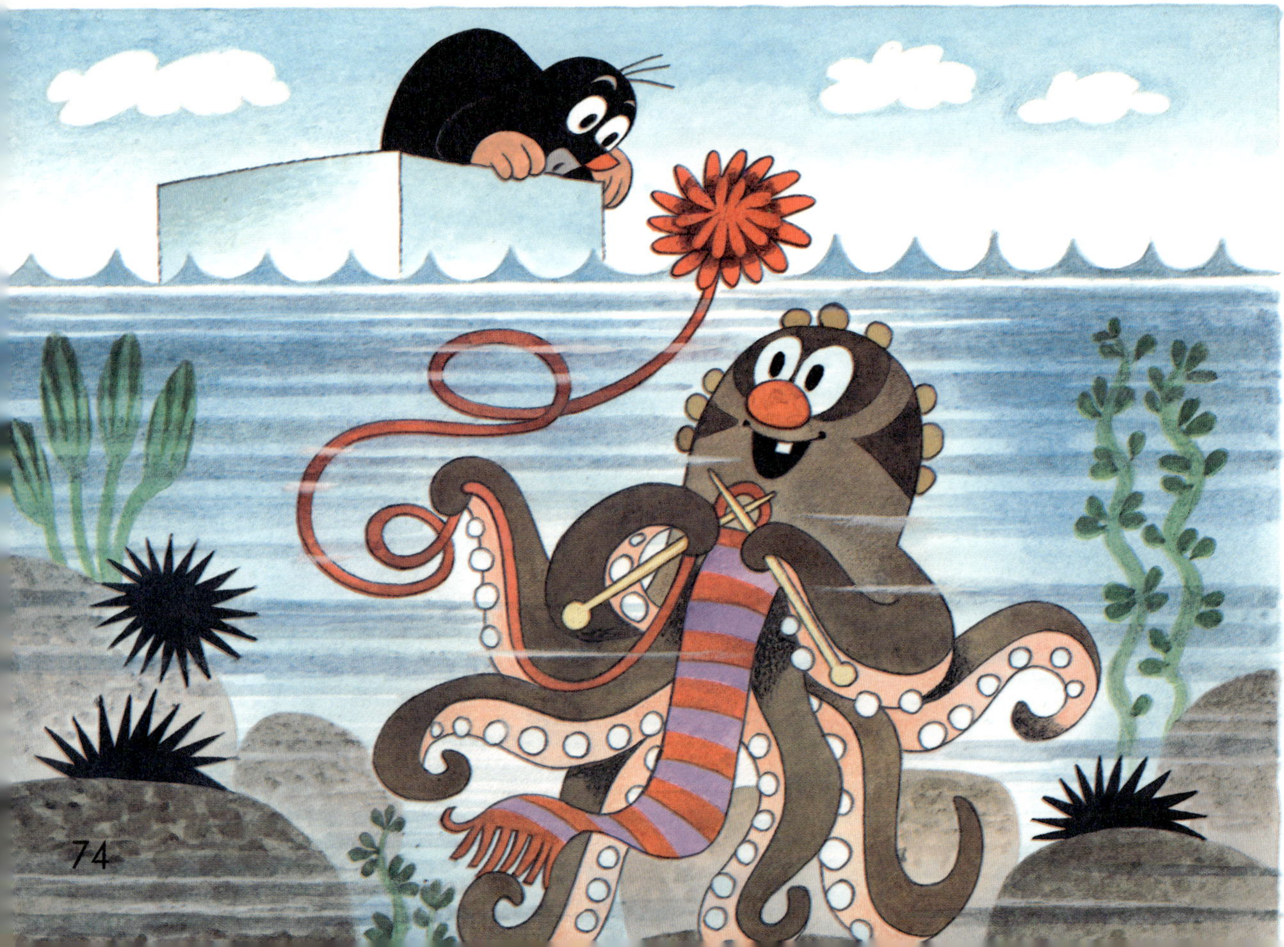

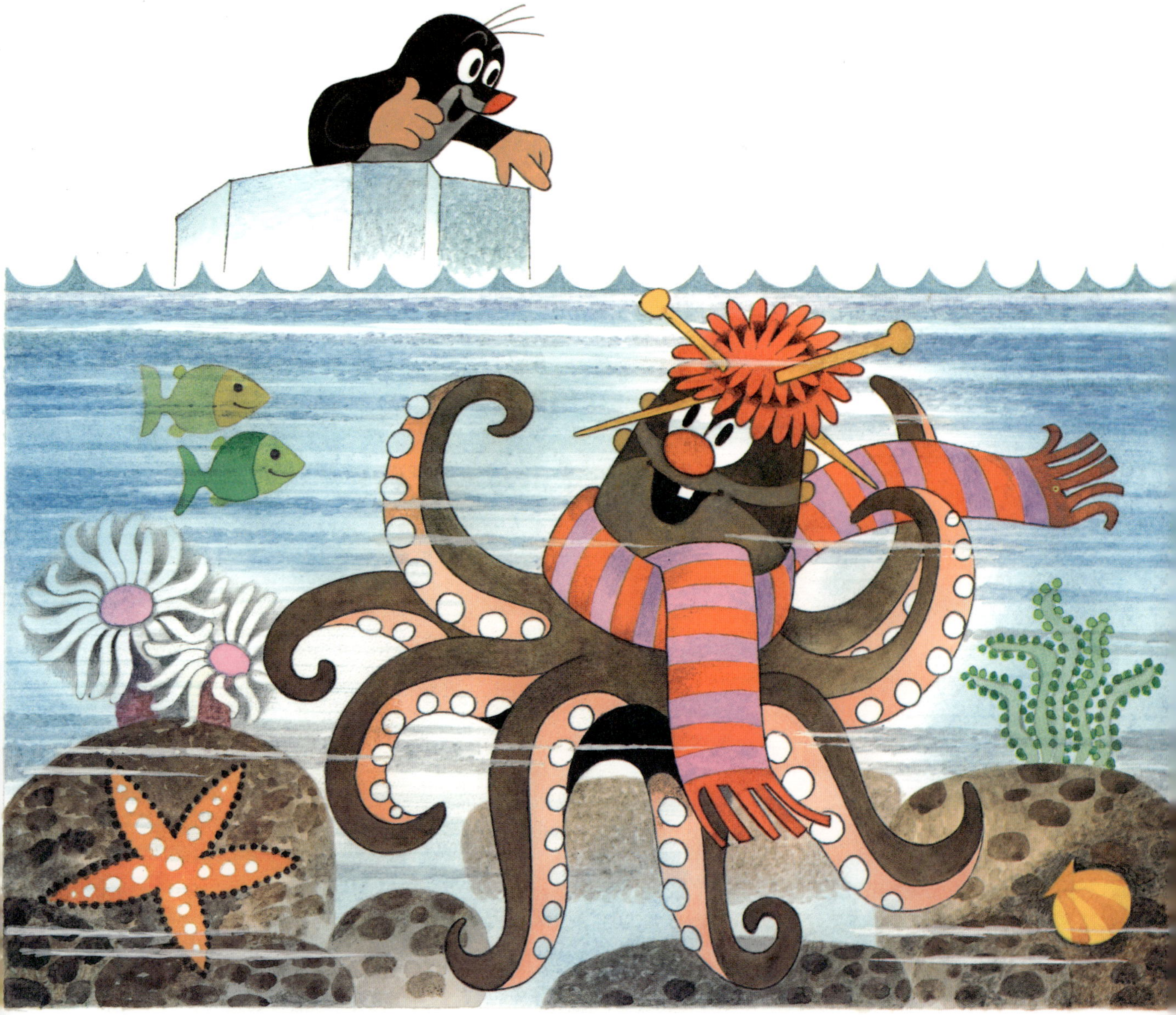

„Aber… was ist los? Wo ist meine Mütze?"
Schon entdeckt er einen jungen Kraken, der sich einen Schal daraus gestrickt hat.
„Haha, schick siehst du aus!" ruft ihm der Maulwurf zu.

Da sieht er in der Ferne Land.

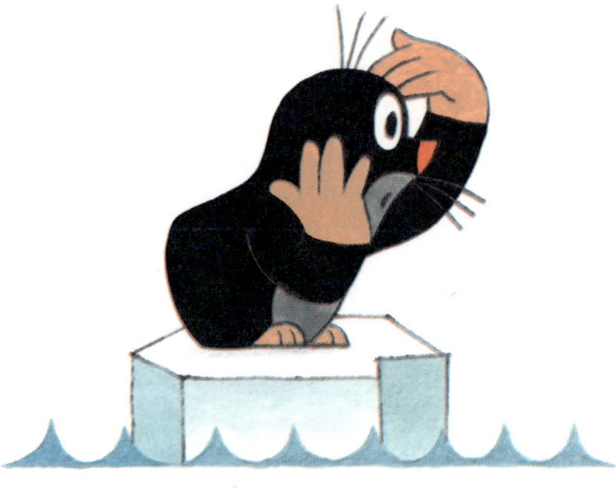

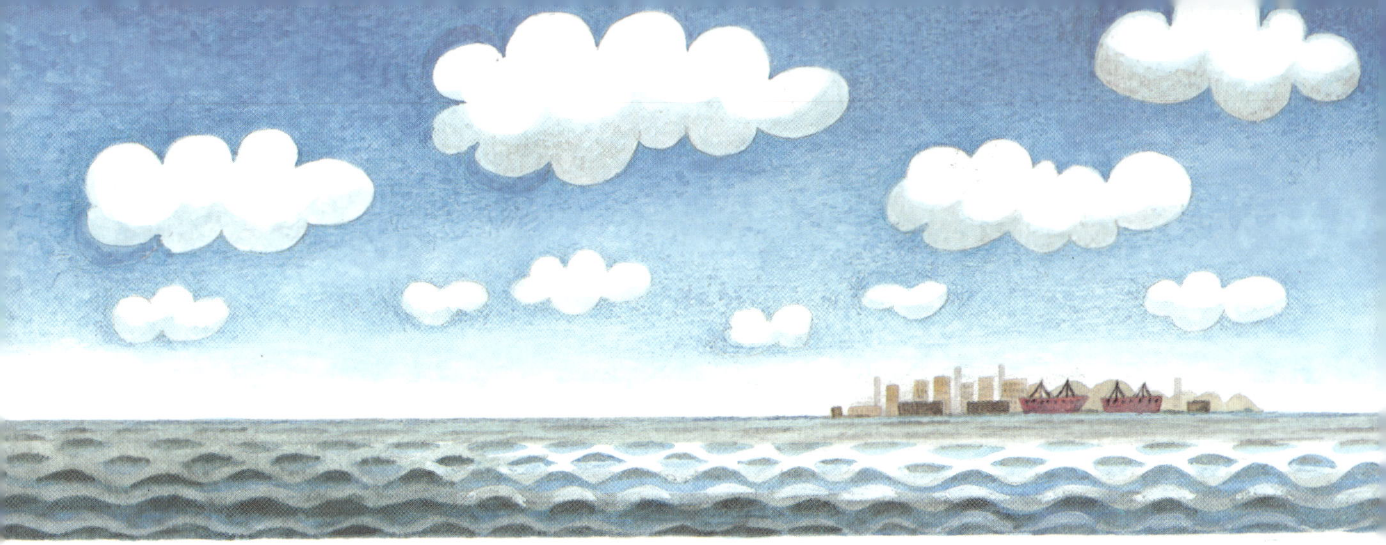

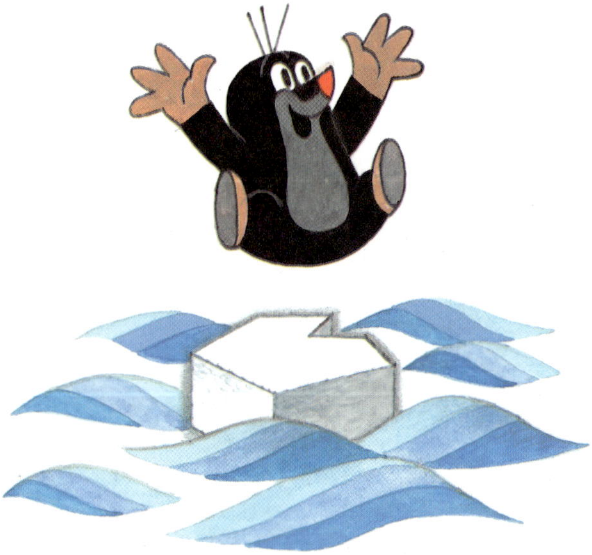

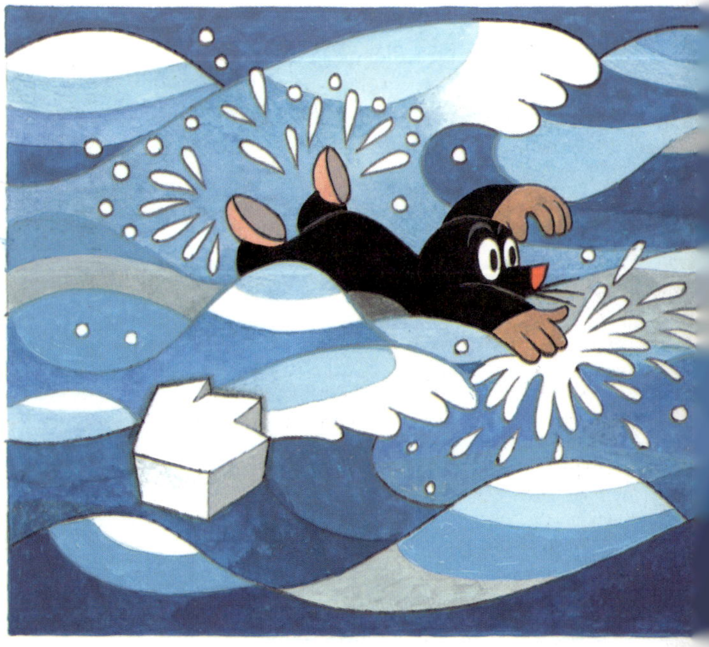

„Land! Land in Sicht!"
Zum Glück! Denn viel ist von der Eisscholle nicht mehr da!
Der Maulwurf muß schwimmen.
Zwischen den riesigen Schiffen ist er kaum auszumachen.

Endlich erreicht er das Ufer.

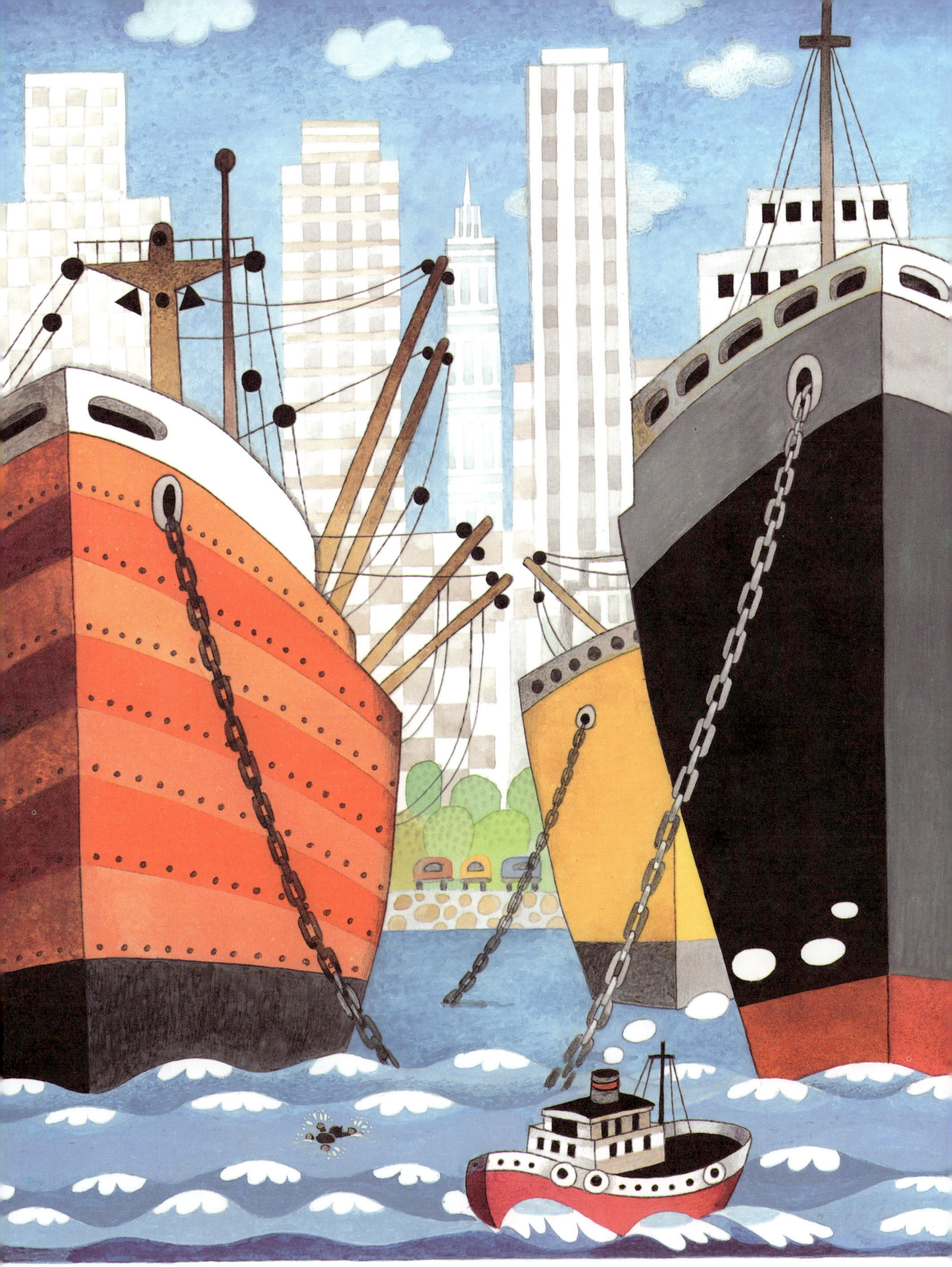

Der Maulwurf staunt. Als er sich umschaut, fällt ihm ein Schild ins Auge. „BOTANIC GARDEN“ steht da mit leuchtenden Buchstaben geschrieben.
„Ein botanischer Garten! Dort finde ich die Matricaria Chamomila bestimmt!“

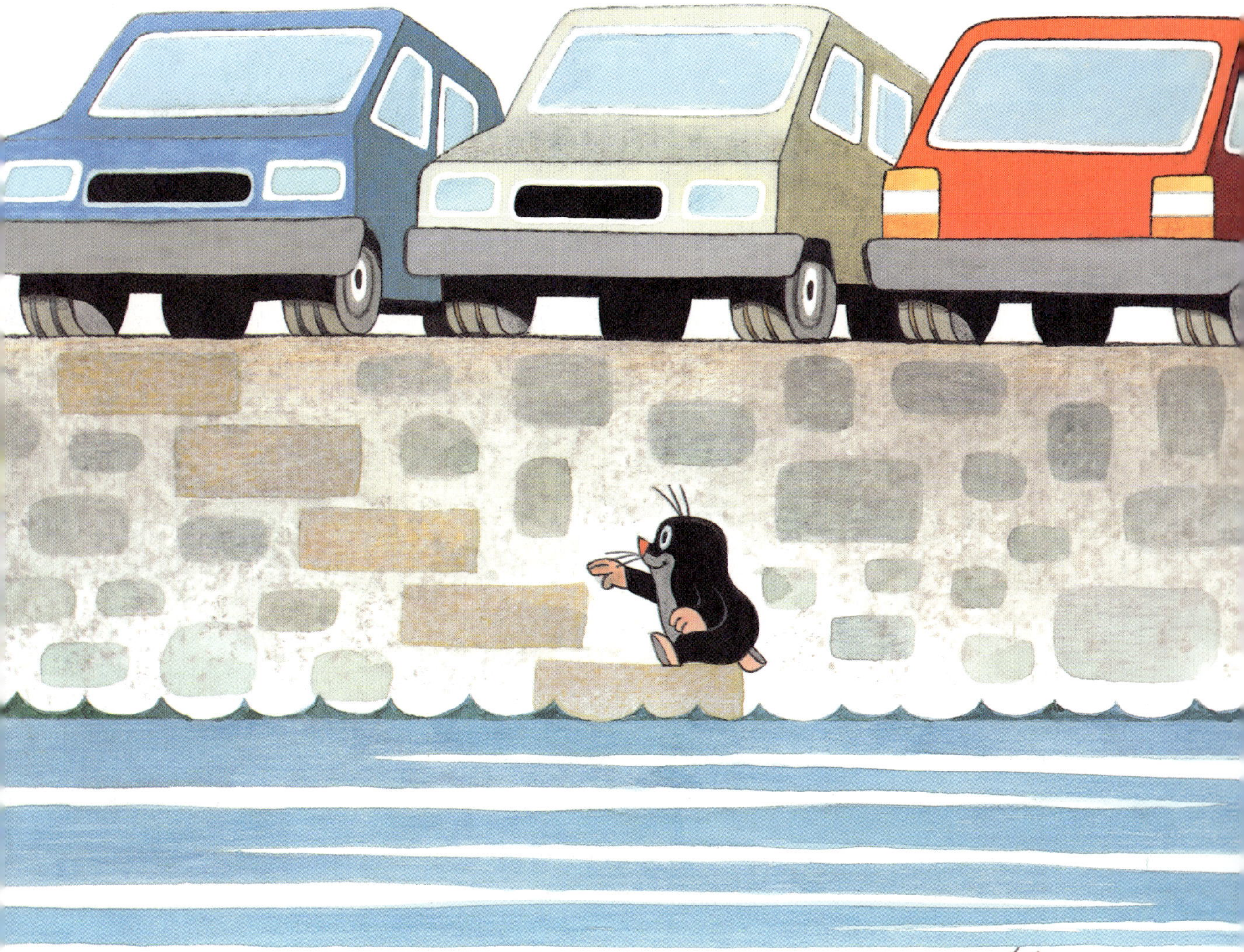

Die Tür öffnet sich leise und schließt sich hinter ihm wieder.

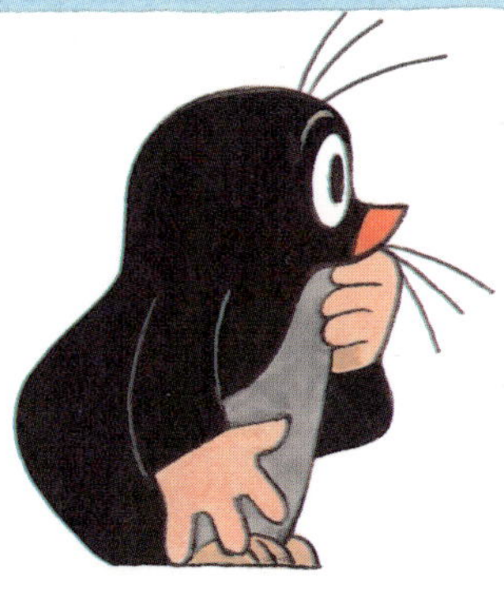

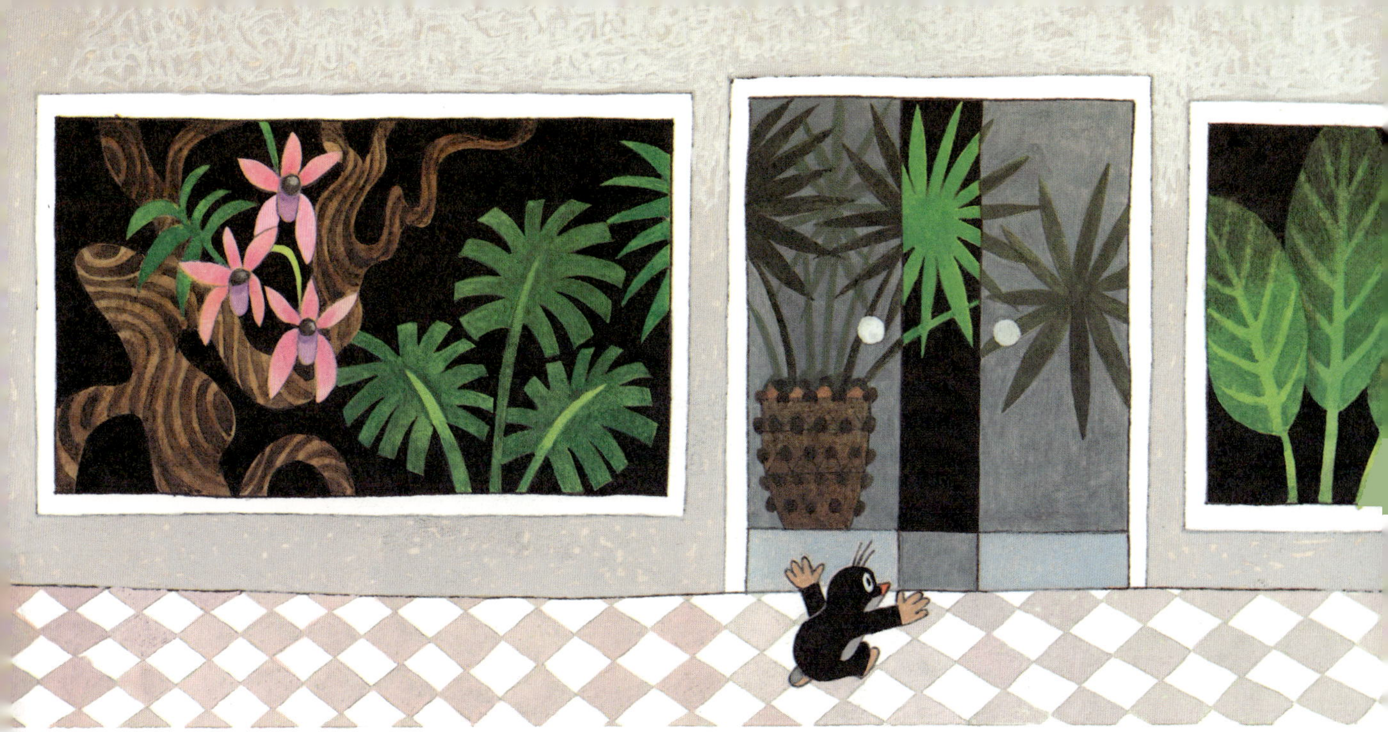

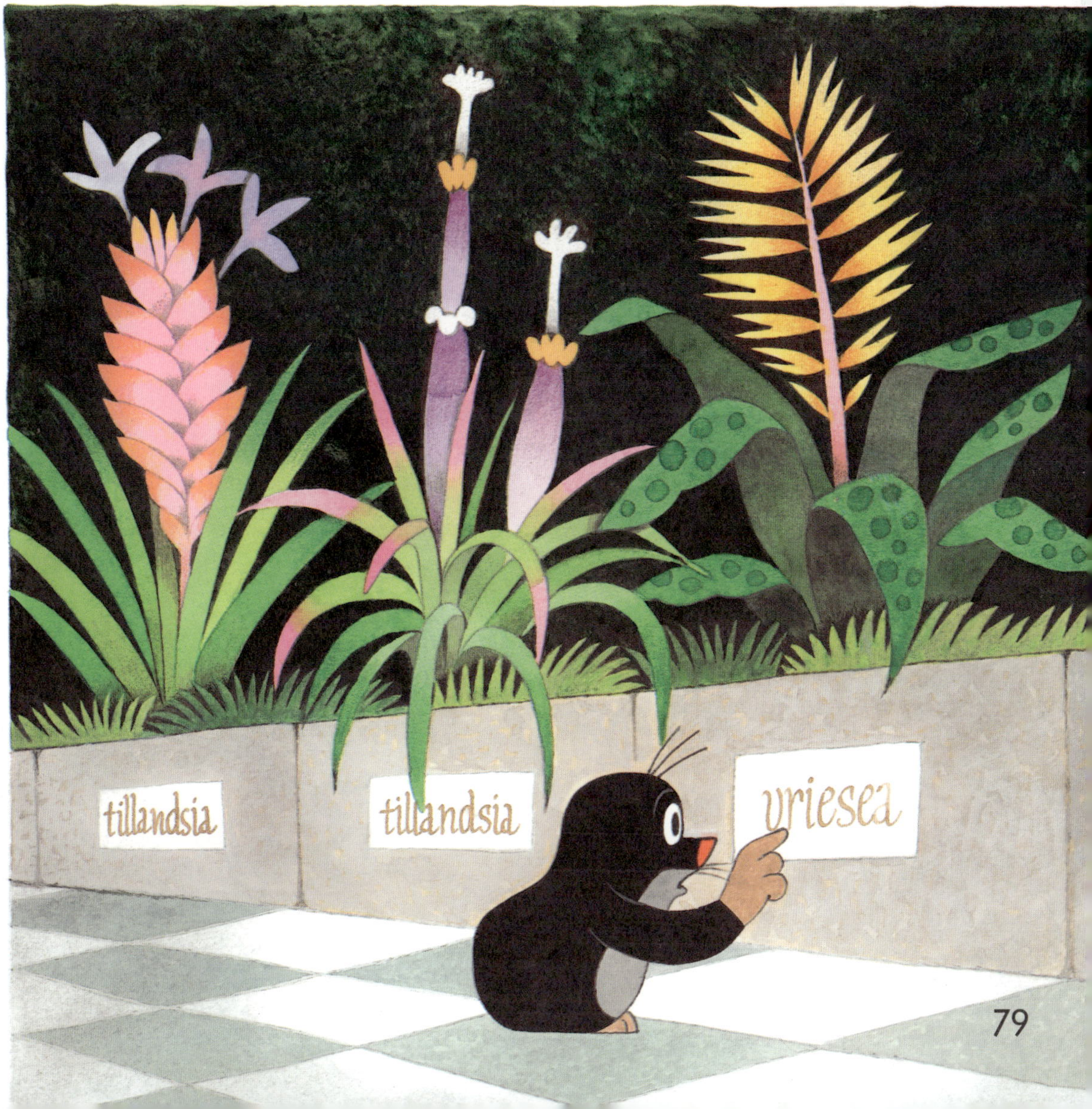
tillandsia
tillandsia
vriesea

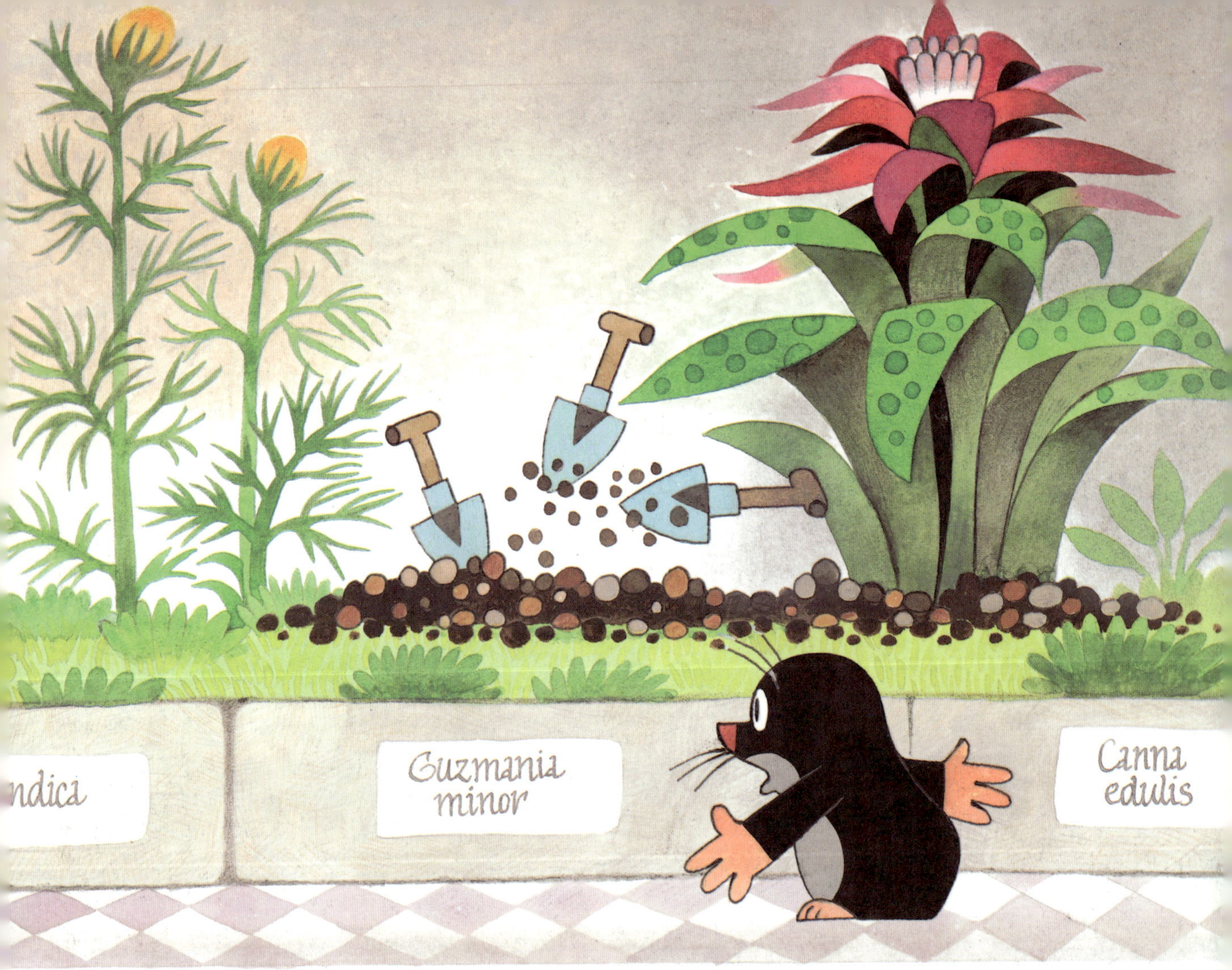

Aber dann... Der Maulwurf traut seinen Augen nicht: Drei Schaufeln arbeiten ganz allein und werfen Hügel aus, die genauso aussehen wie seine.
„Hallo, Kumpel!" ertönt hinter ihm eine Stimme.
Das also ist des Rätsels Lösung!

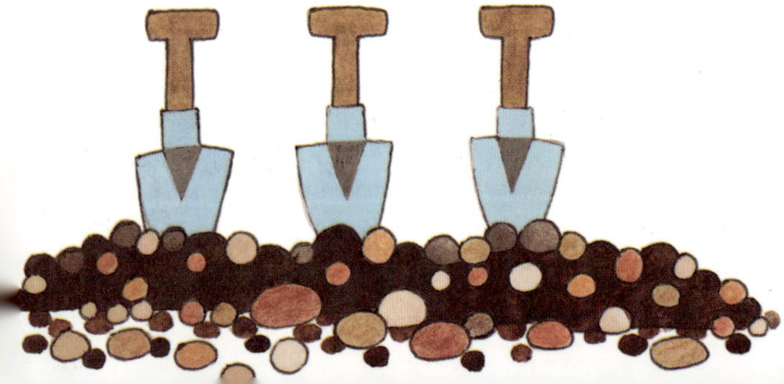

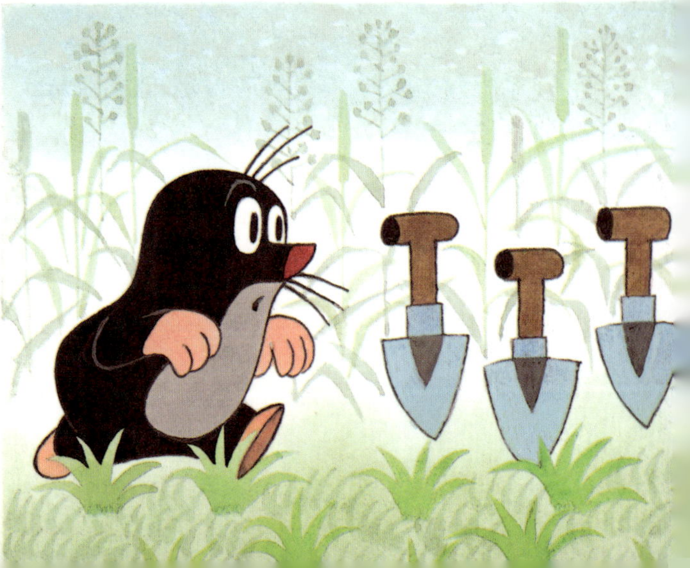

Da sitzt ein amerikanischer Maulwurf auf seinem Hügel, hält eine Fernsteuerung in der Hand und läßt die Schaufeln für sich arbeiten!
Die Maulwürfe schließen schnell Freundschaft.

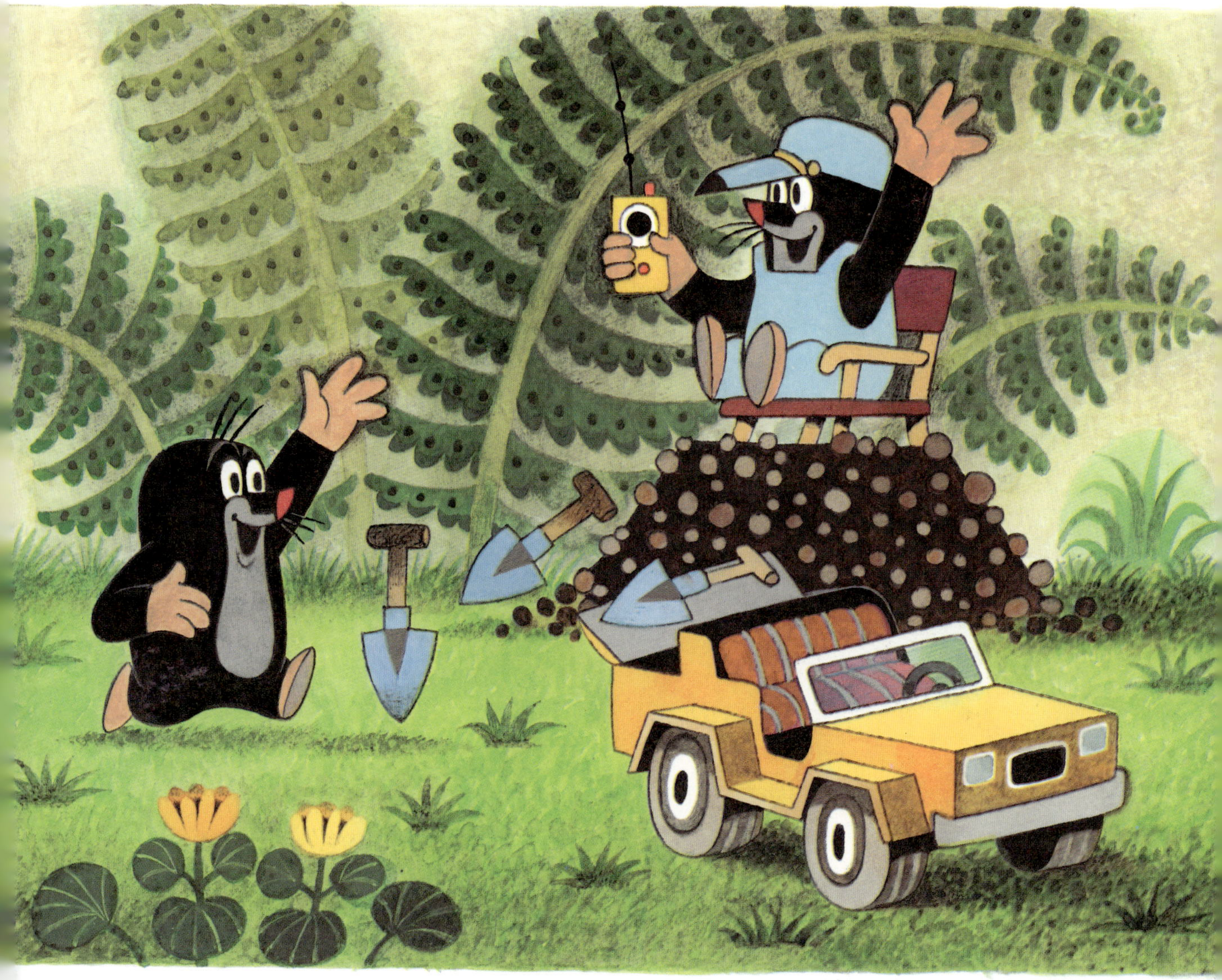

Sie haben sich viel zu erzählen.

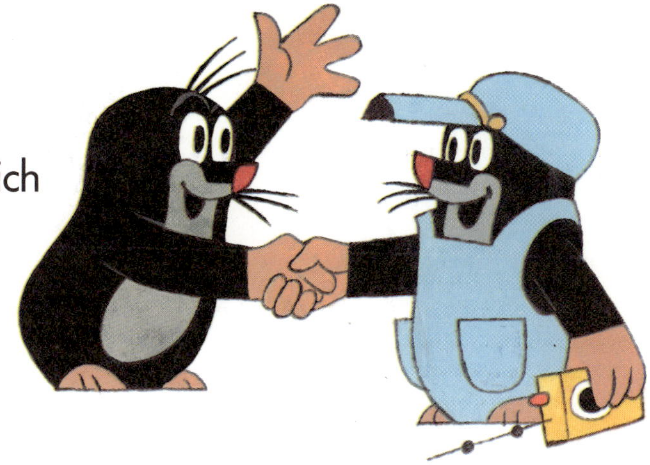

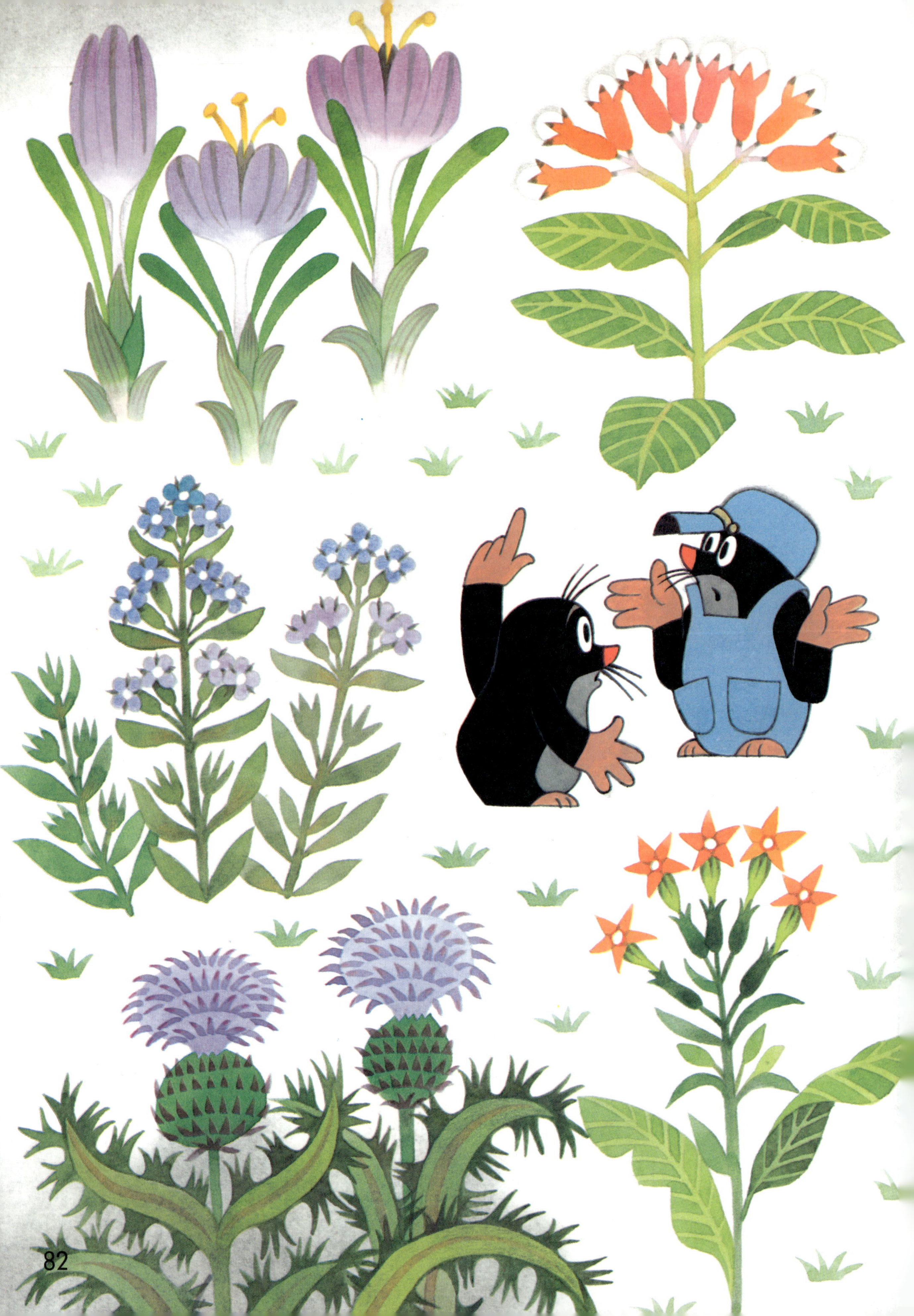

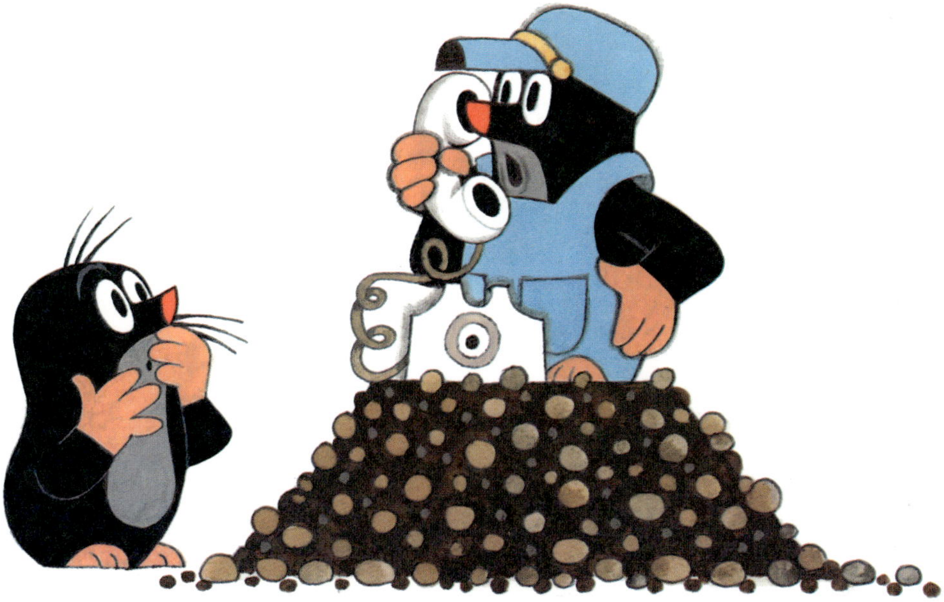

Im botanischen Garten finden die beiden aber keine Chamomila. „Wir können noch die Auskunft anrufen", fällt dem amerikanischen Maulwurf ein.

„Du mußt nach Europa zurück. Chamomila wächst hauptsächlich dort. Komm, ich bring dich zum Flughafen."

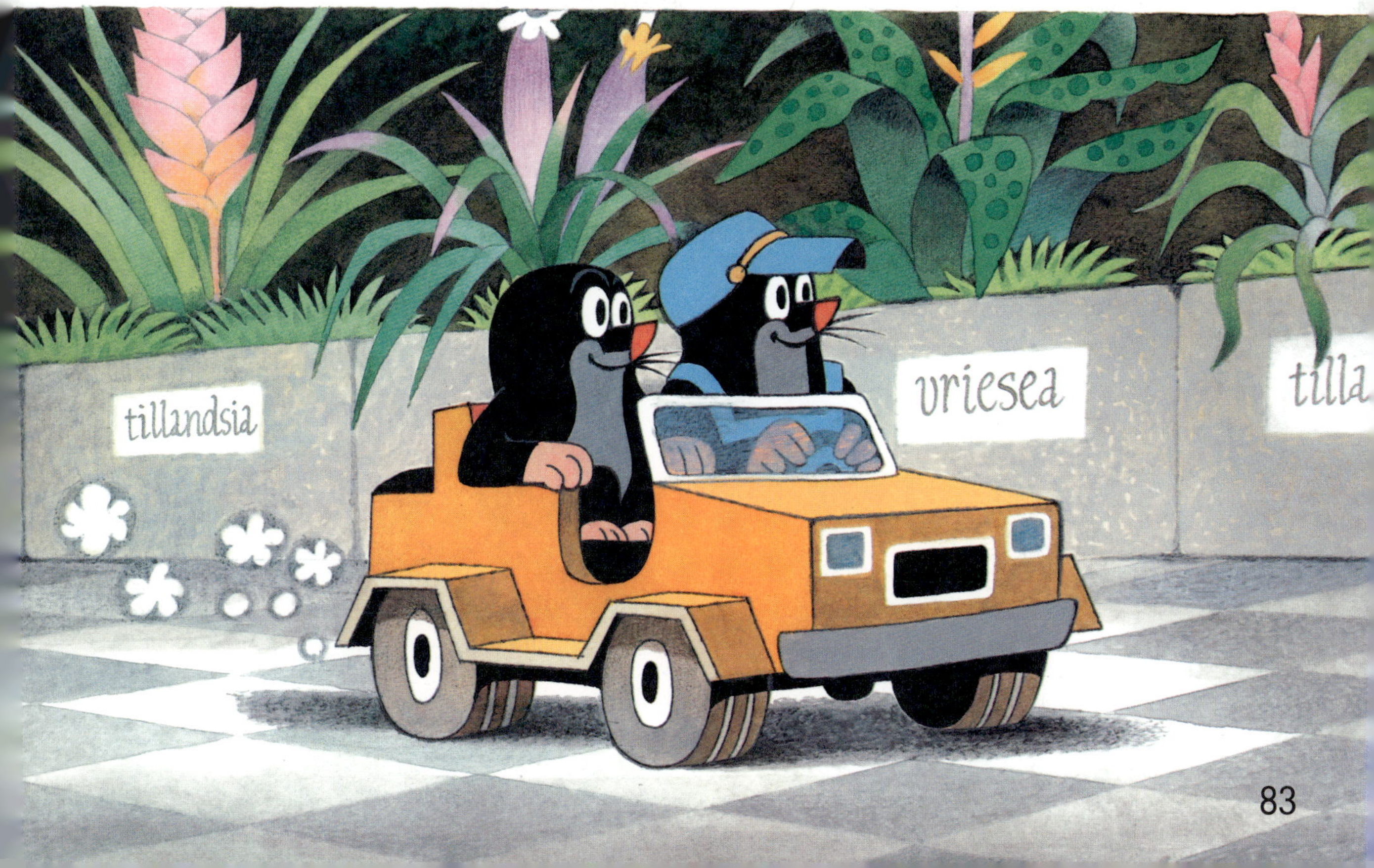

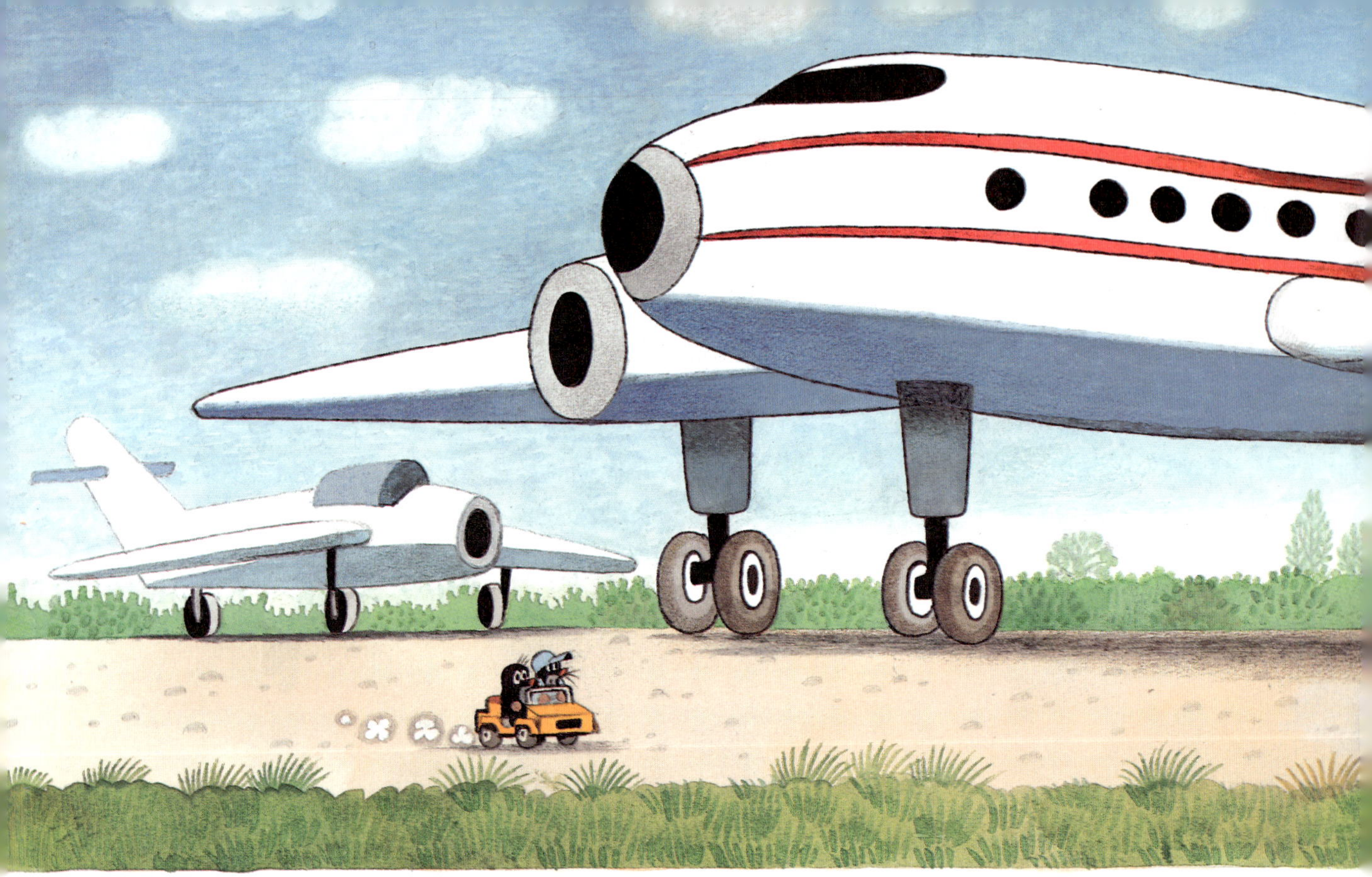

„Das Flugzeug nach Europa startet gleich. Schnell, spring auf den Gepäckwagen! Zwischen den Koffern sieht dich keiner. Bye-bye!"

„Tschüs! Und danke für deine Hilfe!"

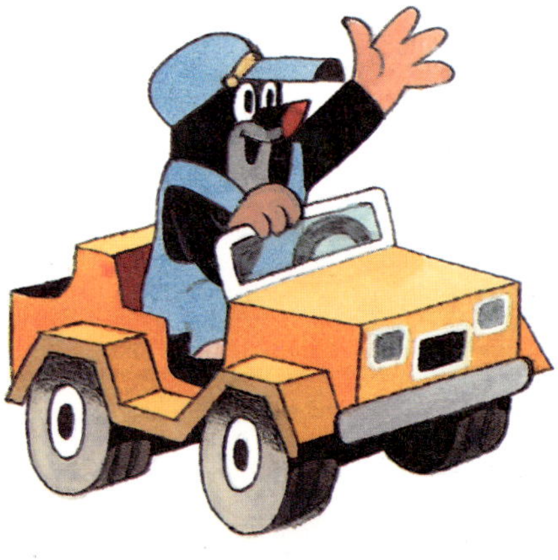

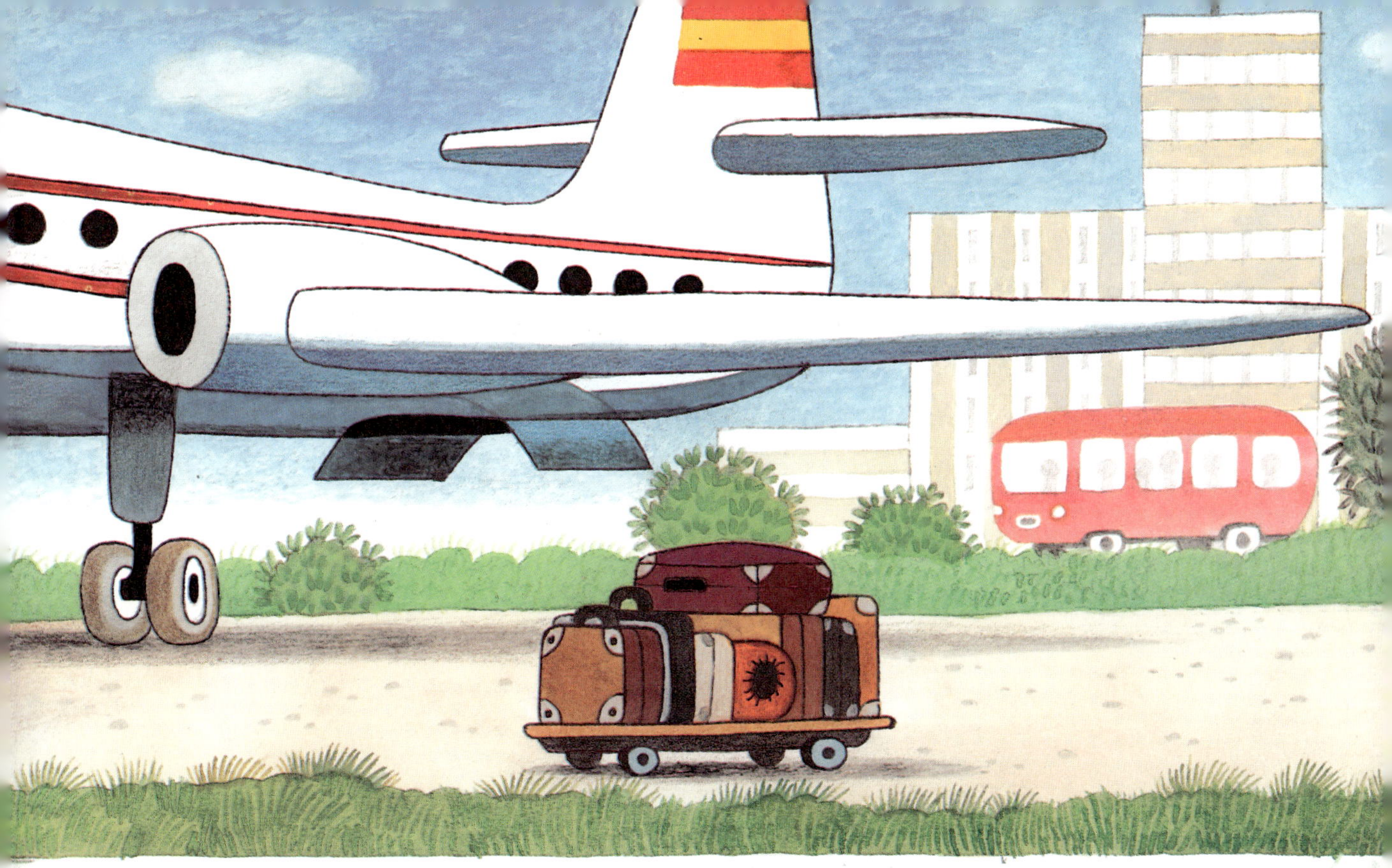

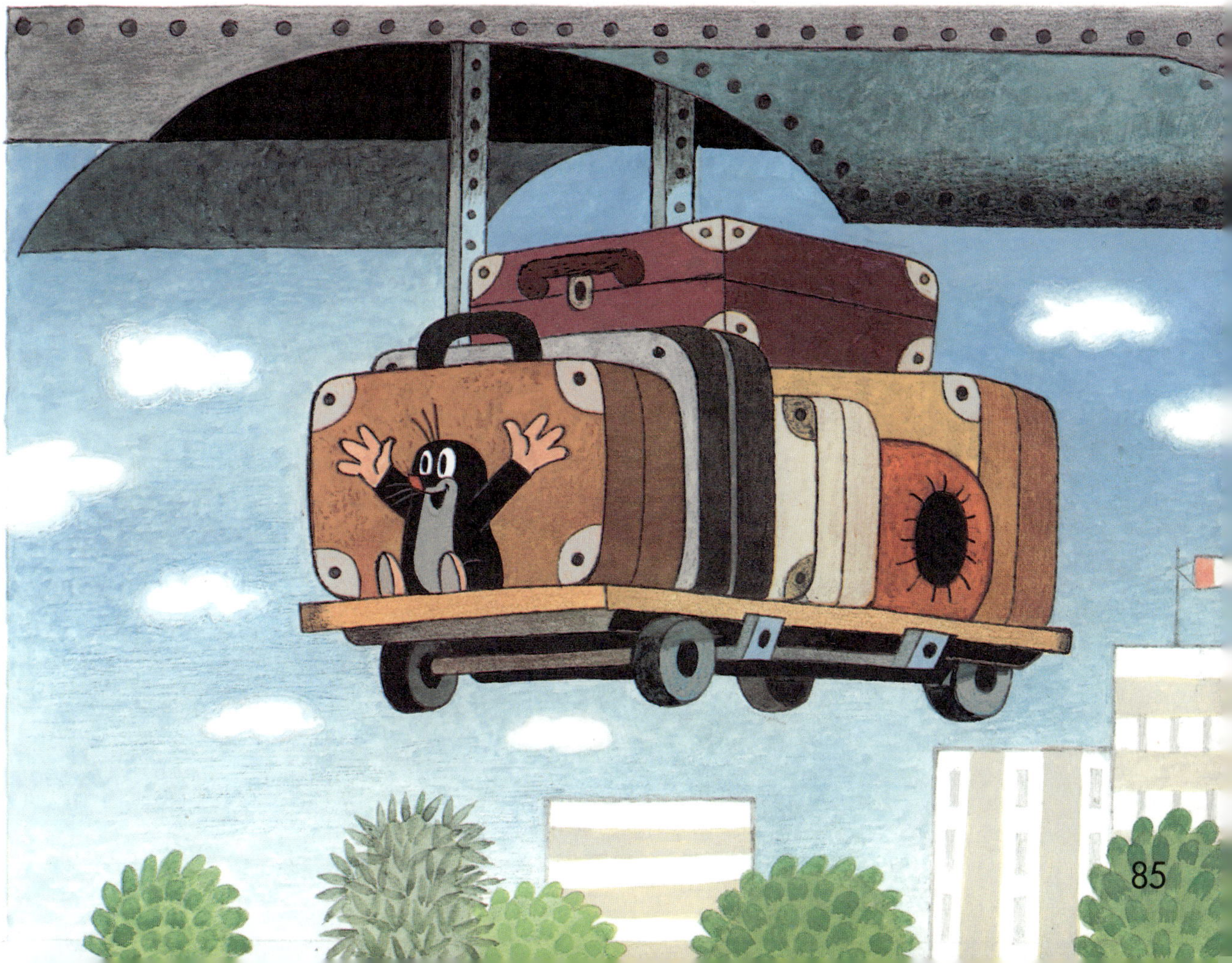

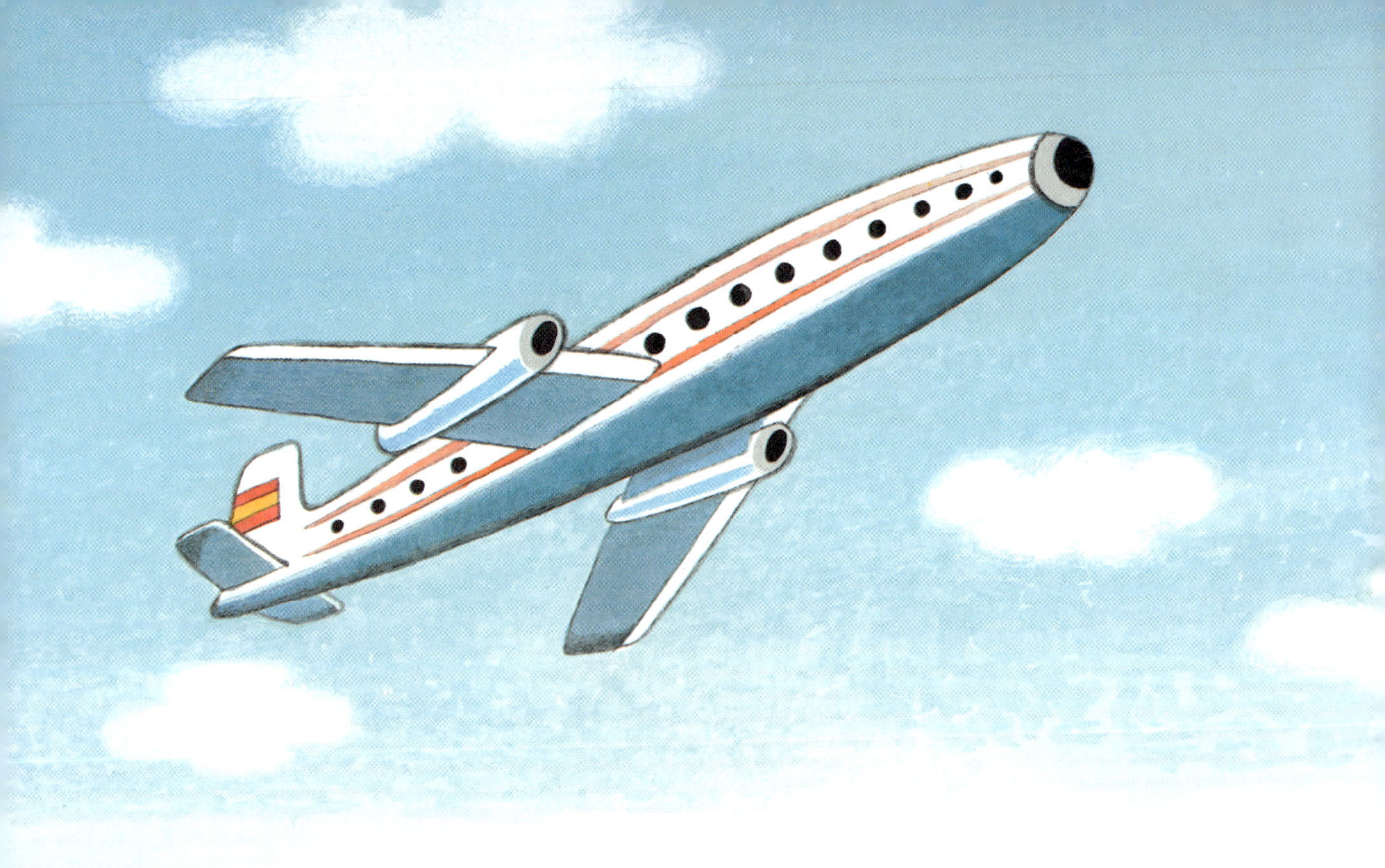

Vom Fenster aus betrachtet der Maulwurf die Erde.
Alles da unten erscheint so winzig klein!

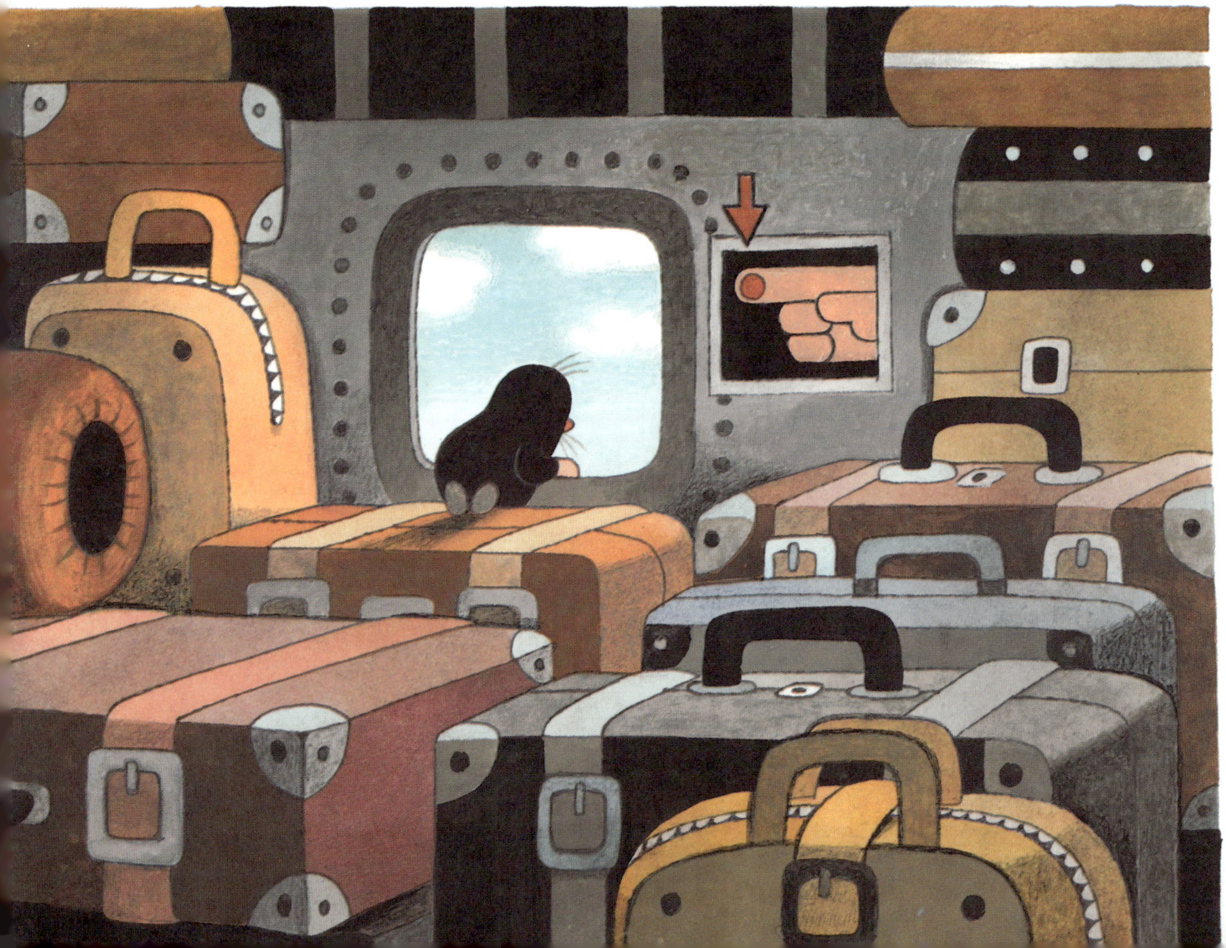

Da! Der kleine Baum, der sieht fast so aus wie die alte Eiche. Aber… das ist sie doch! Das ist die alte Eiche! Das ist seine Wiese!
„Schnell, ich muß hier ganz schnell raus!" überlegt der Maulwurf aufgeregt.

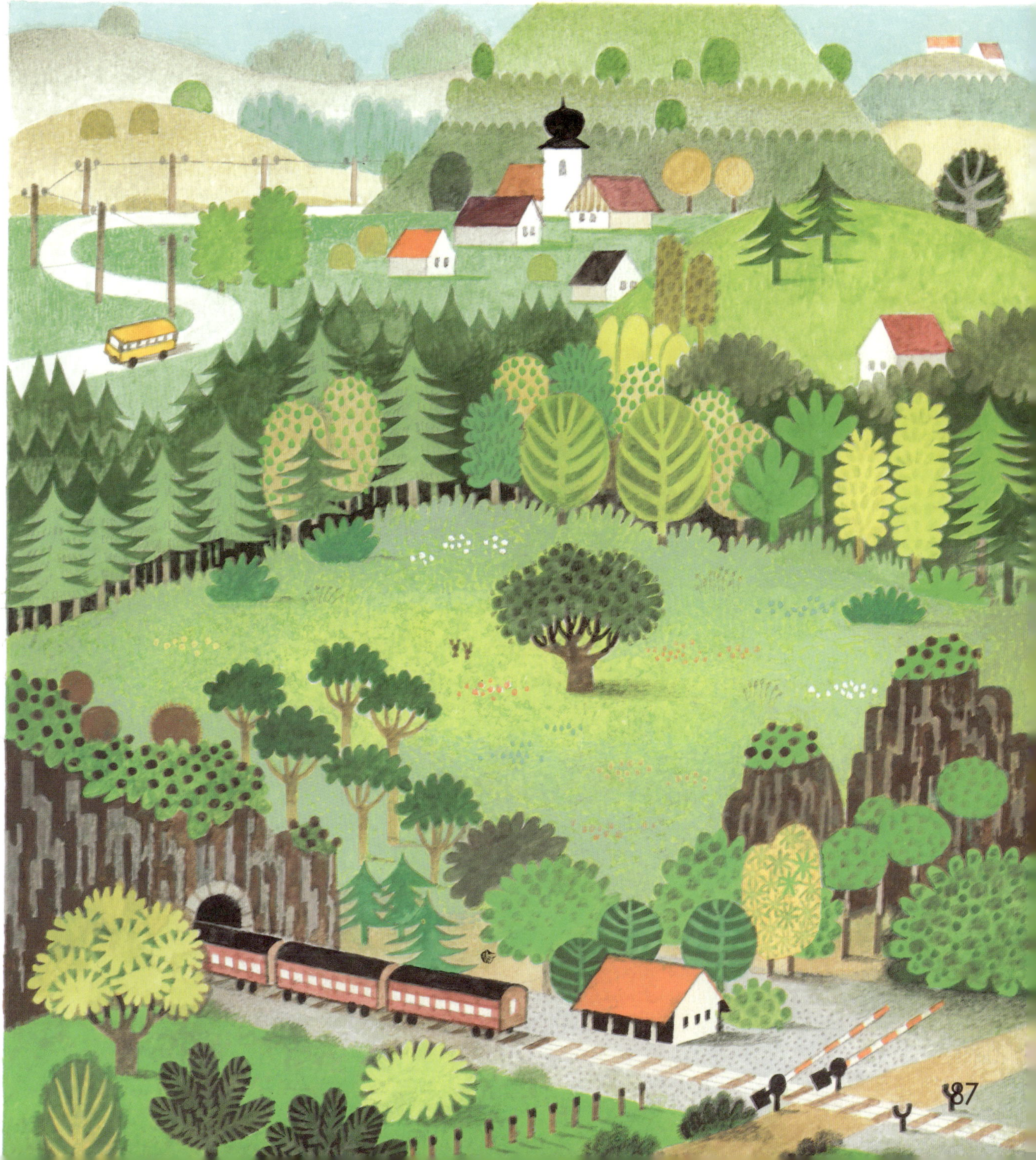

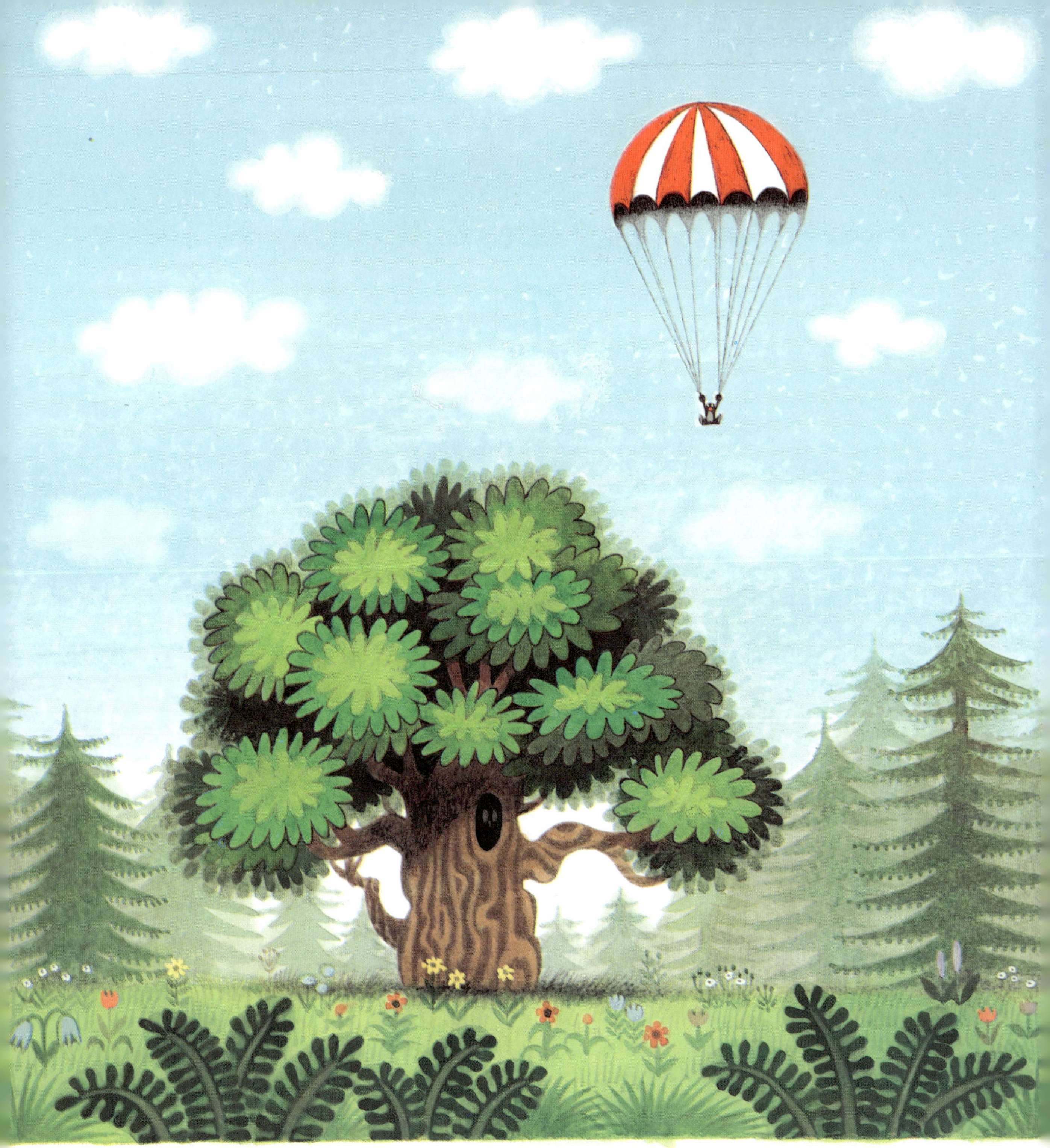

Zum Glück findet er, was er braucht.
Bald darauf landet der Maulwurf ganz sanft in den Ästen der alten Eiche.

Die Eule meint zu träumen, als er plötzlich vor ihr hin und her pendelt.

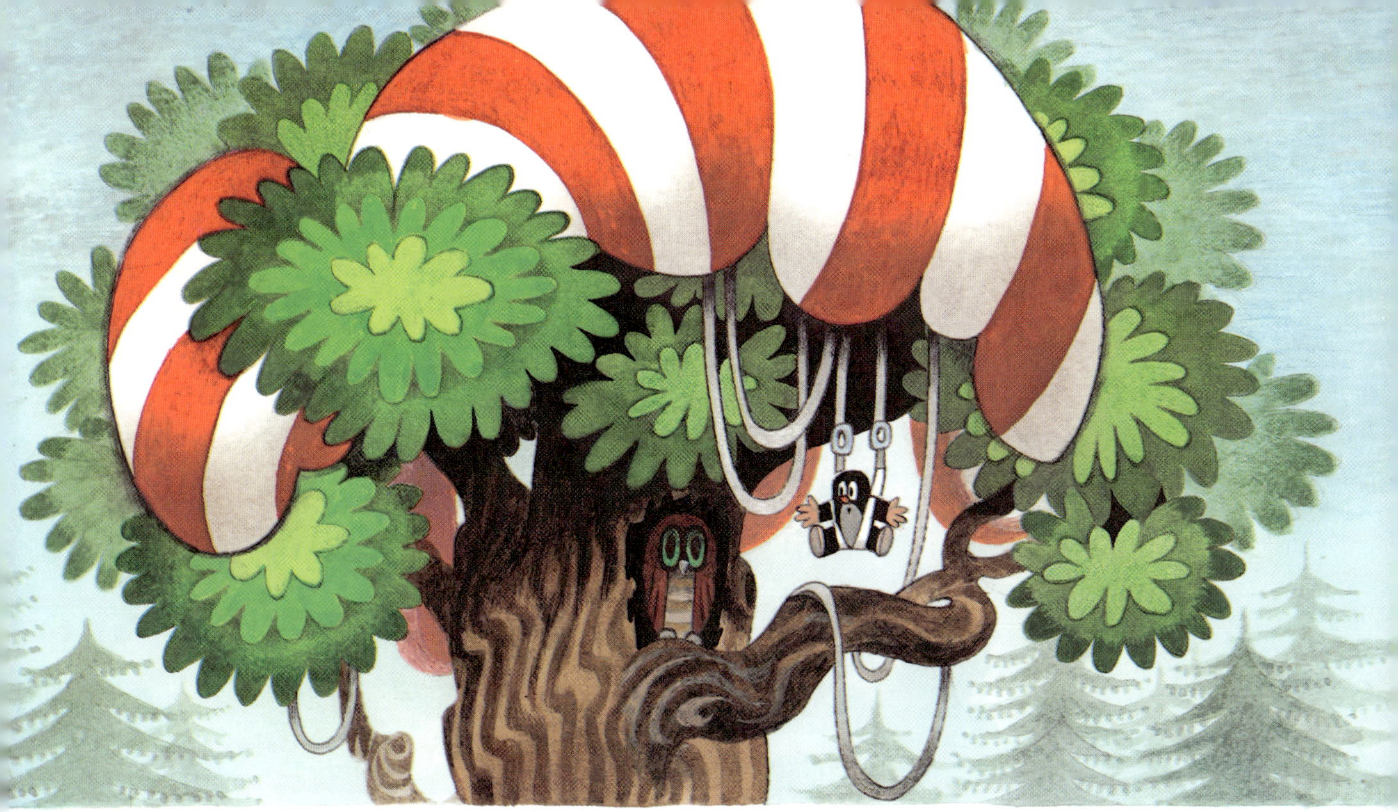

„Nirgendwo hab ich sie gefunden!" ruft der Maulwurf verzweifelt.
„Wen denn?" fragt die Eule erstaunt.
„Die Matricaria Chamomila!"

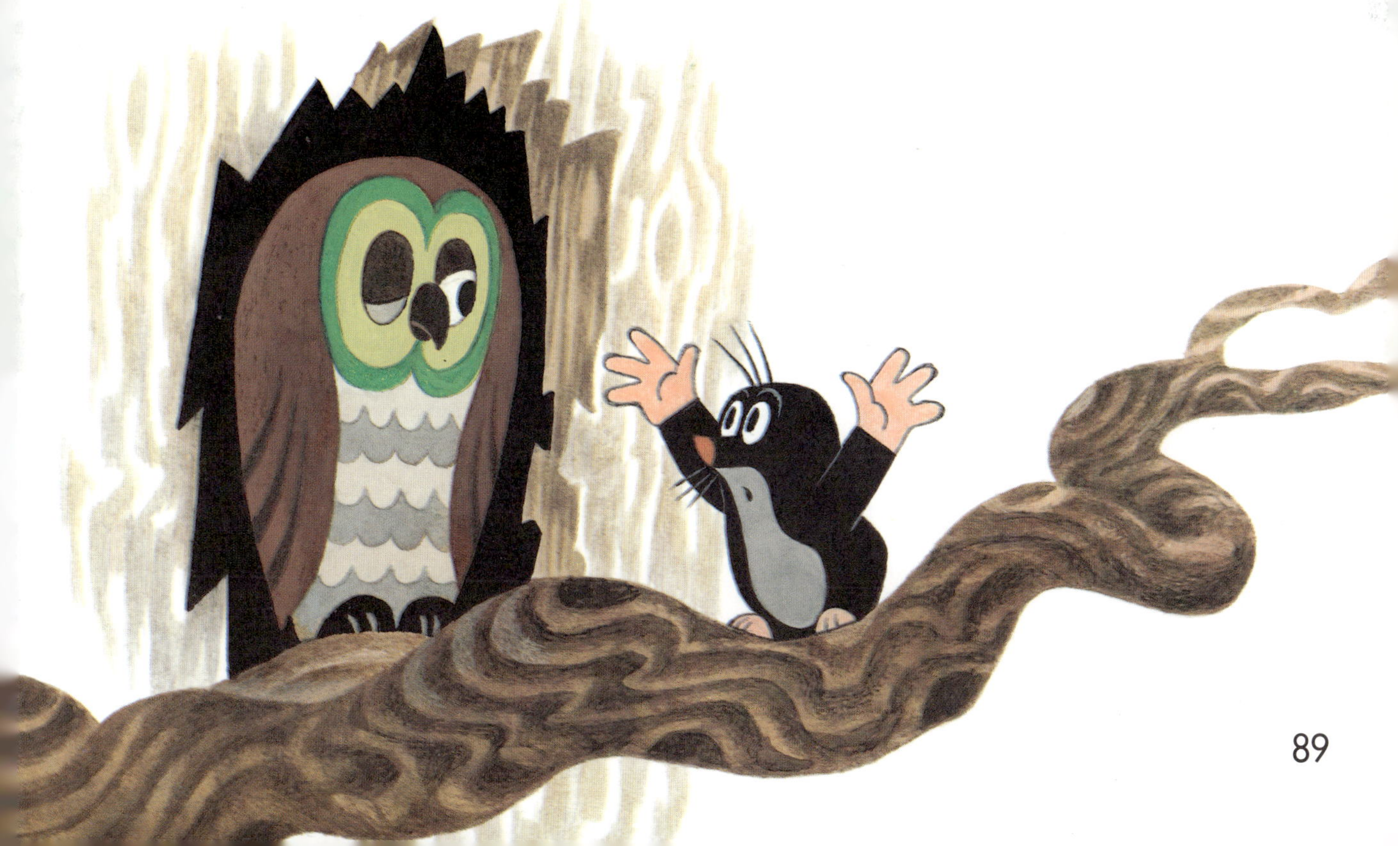

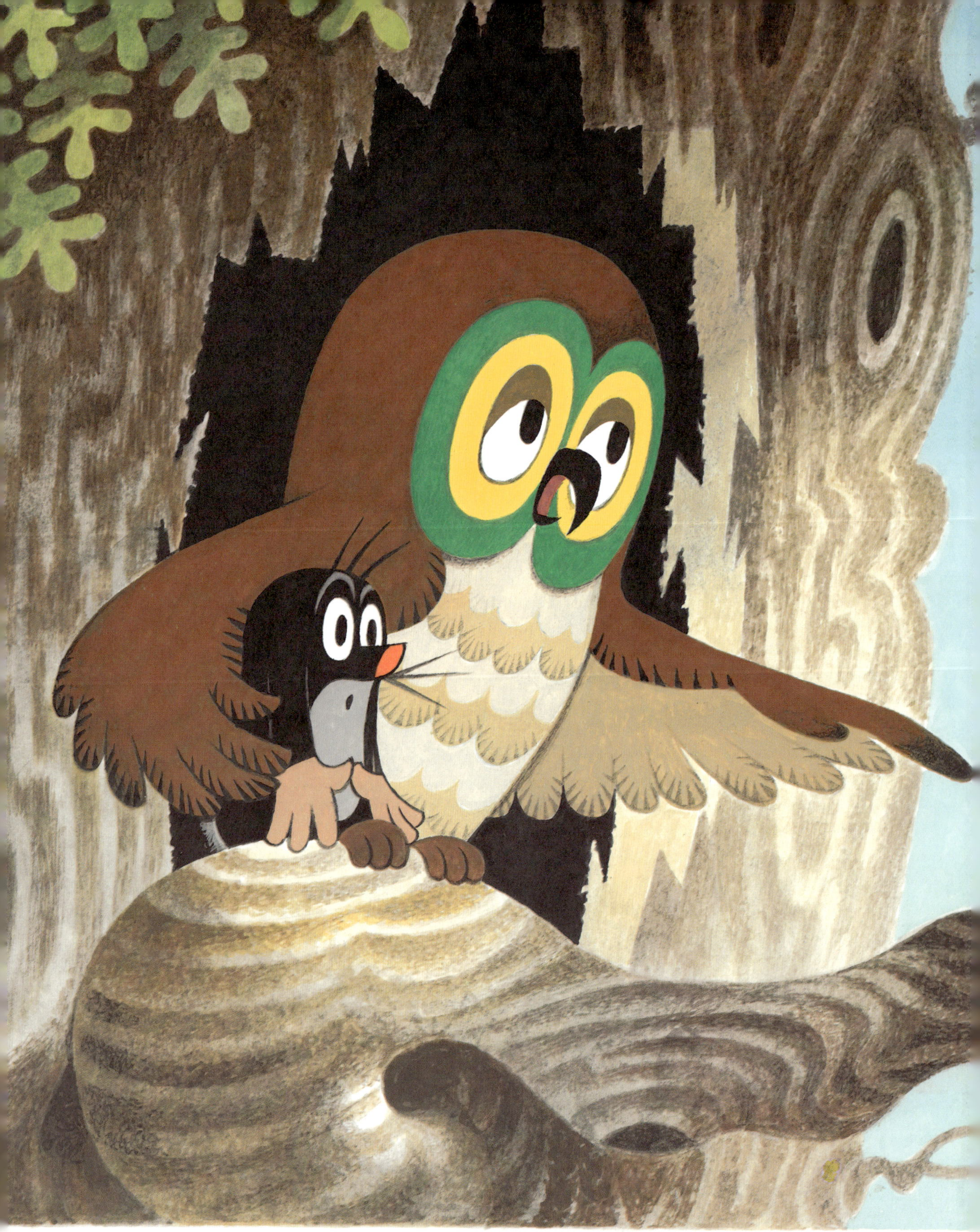

„Du Dummerchen! Die wächst doch hier! Hier auf unsrer Wiese!"
„Waaas? Matricaria Chamomila ist ganz gewöhnliche Kamille? Oh, und ich hab sie auf der ganzen Welt gesucht!"

Doch lange ist der Maulwurf nicht enttäuscht. Er freut sich, daß er zu guter Letzt Chamomila doch gefunden hat.

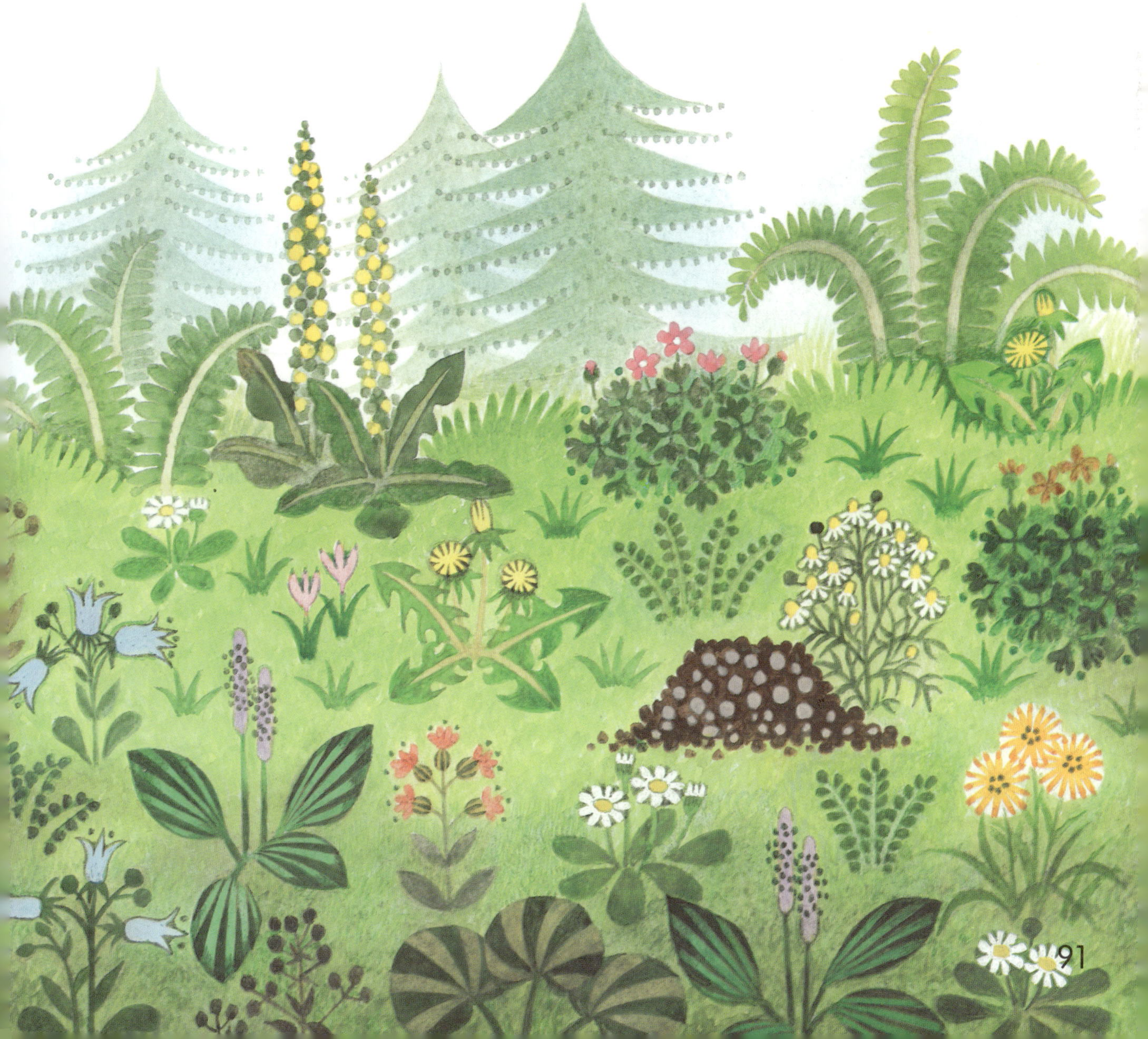

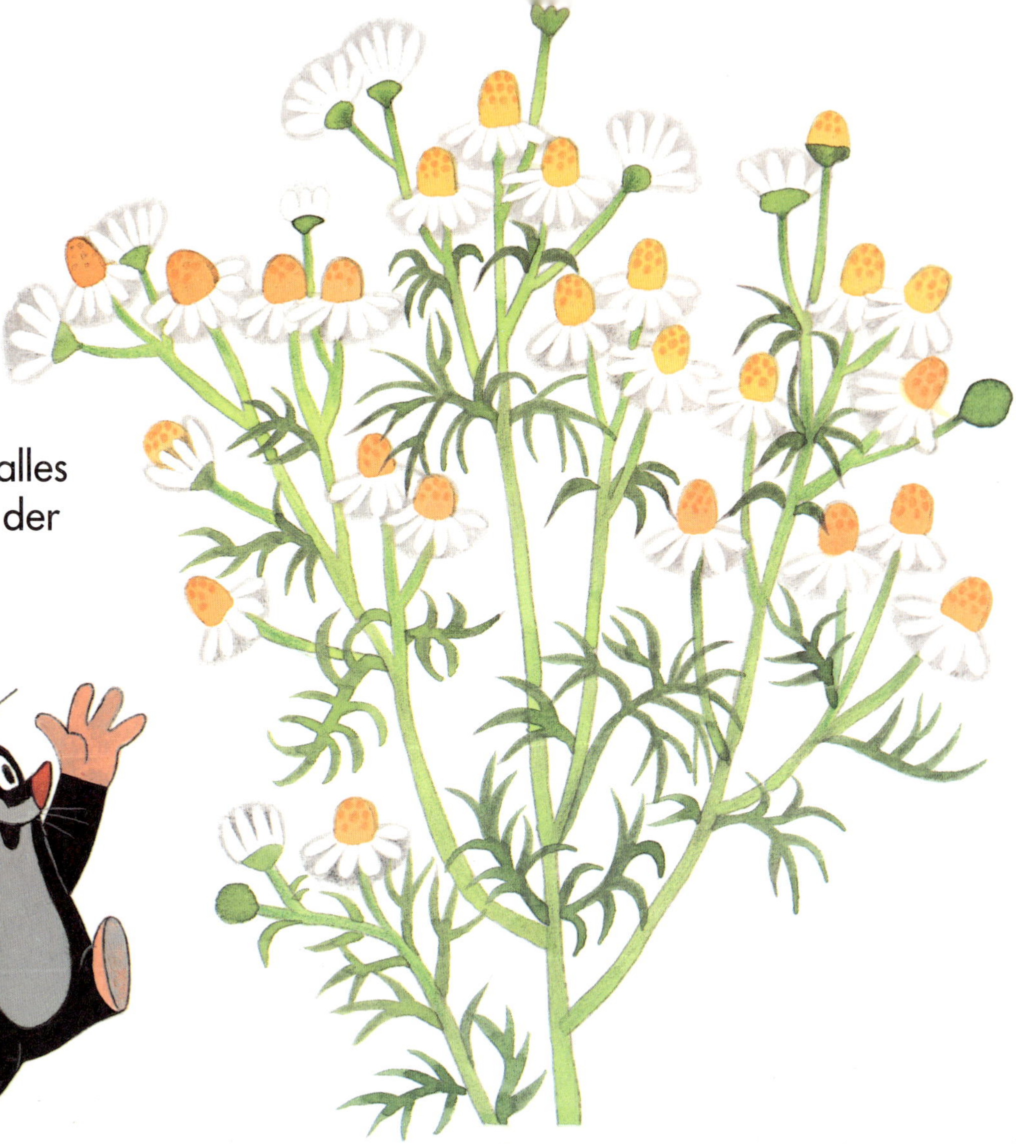

„Jetzt wird alles gut!" jubelt der Maulwurf.

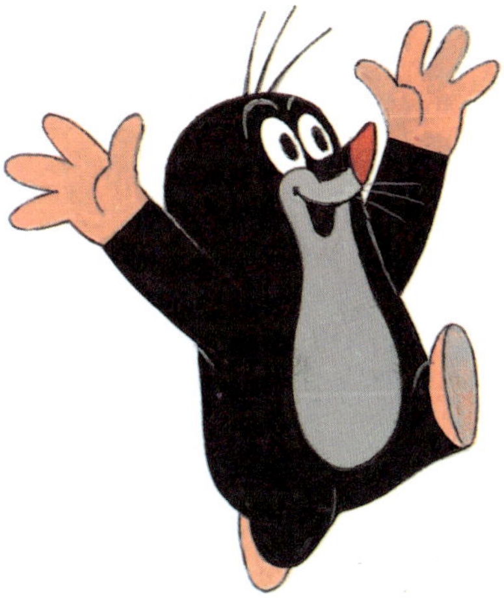

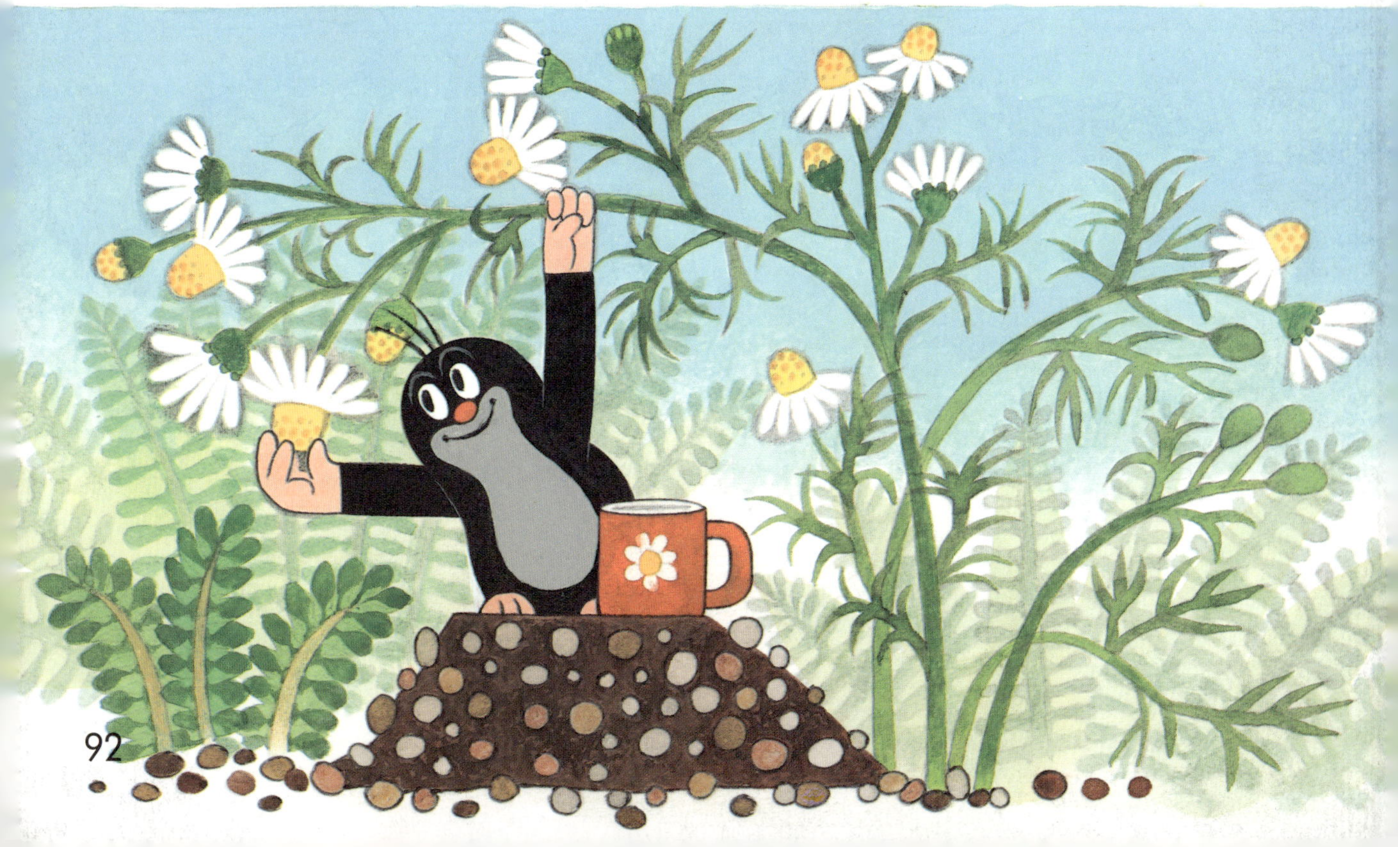

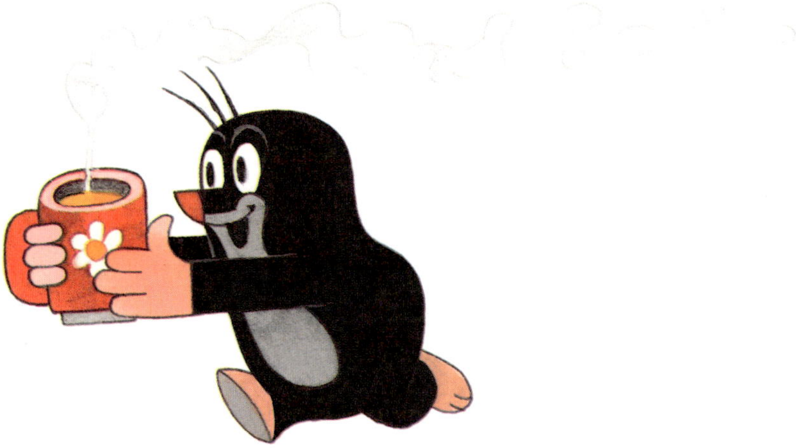

„Juchhe, juchhe,
ich koche jetzt Kamillentee
für meine liebe Maus!"

Und tatsächlich. Bald darauf ist seine Freundin wieder gesund und putzmunter.

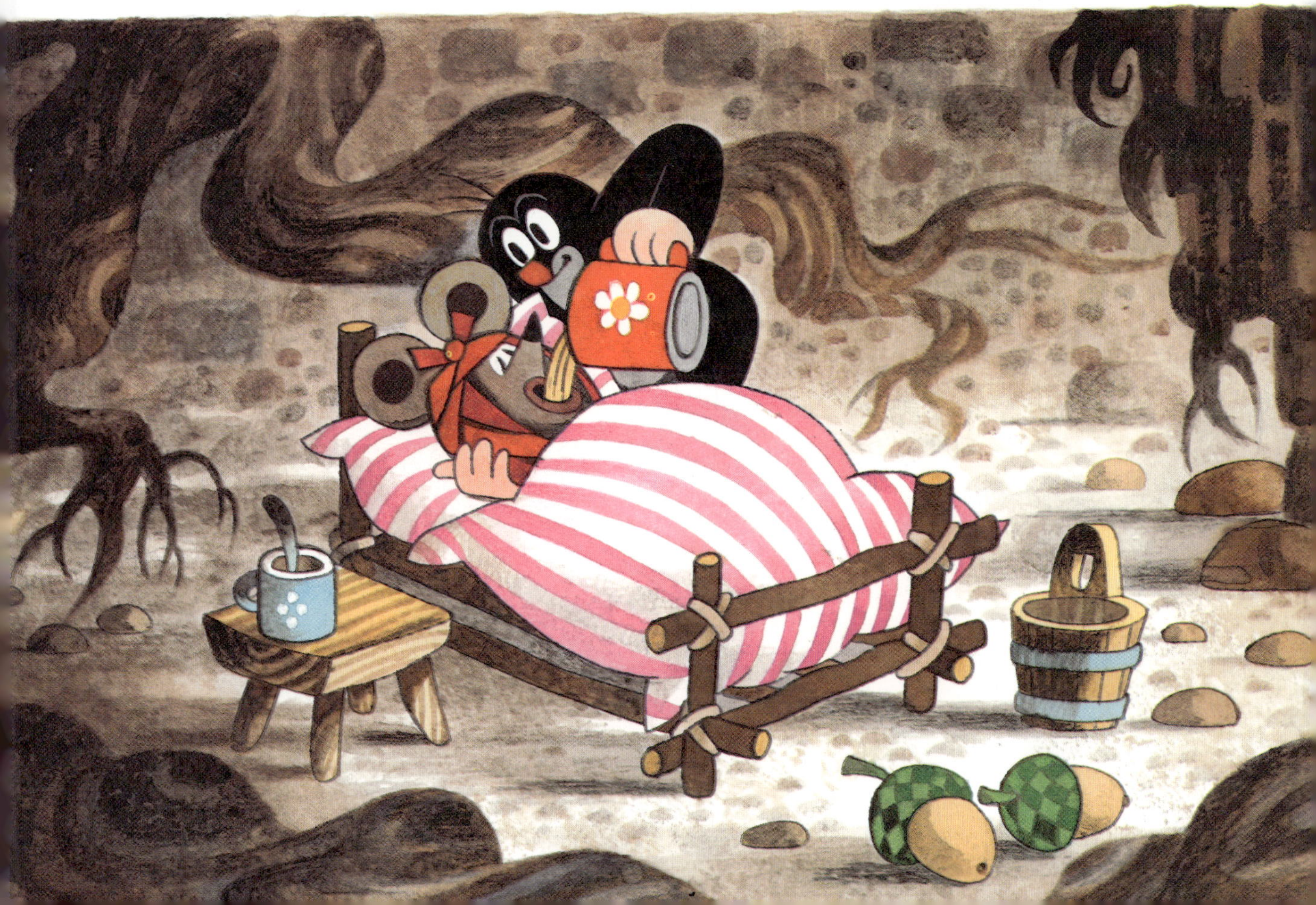

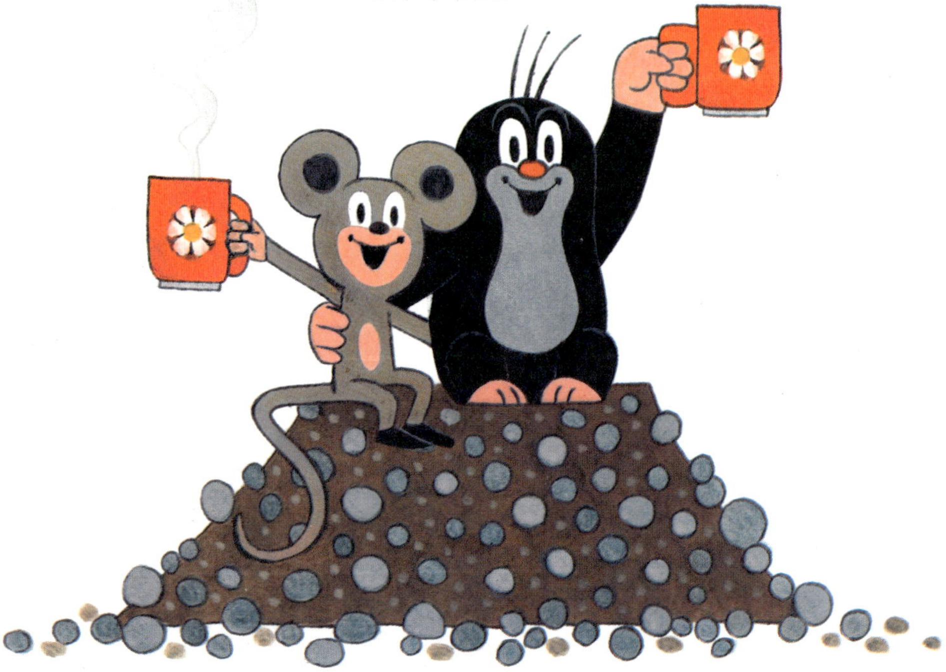

Seitdem trinken der Maulwurf und die Maus hin und wieder eine Tasse Kamillentee, auch wenn sie nicht krank sind. Ganz einfach so.